V&R

Sehen · Verstehen · Helfen

Pastoralanthropologische Reihe

Herausgegeben von
Karl Gastgeber, Gottfried Griesl, Josef Mayer-Scheu,
Waldemar Molinski, Heinrich Pompey, Artur Reiner,
Richard Riess, Gottfried Roth, Wilfried Ruff,
Joachim Scharfenberg und Karl Schiller

Band 2

Vandenhoeck & Ruprecht in Göttingen

Nicht leben und nicht sterben können

Suizidgefährdung – Suche nach dem Leben

Von Klaus-Peter Jörns

Zweite Auflage

Vandenhoeck & Ruprecht in Göttingen

CIP-Kurztitelaufnahme der Deutschen Bibliothek

Jörns, Klaus-Peter:
Nicht leben und nicht sterben können:
Suizidgefährdung – Suche nach d. Leben /
von Klaus-Peter Jörns. – 2. Aufl. –
Göttingen: Vandenhoeck und Ruprecht, 1986. –
(Sehen, verstehen, helfen; Bd. 2)
ISBN 3-525-62201-5
NE: GT

2. Auflage 1986

 Satz und Druck: Gulde-Druck GmbH, Tübingen. – Bindearbeit: Hubert & Co., Göttingen

Inhalt

Einleitung

„Vielleicht ist jeder Atemzug von Dir der letzte Hauch eines anderen“ (Elias Canetti)[1].

„Man kann lebend gegen den Tod nicht genug tun, weil man sterbend gegen den Tod gar nichts machen kann.“ (Eberhard Jüngel)[2].

Wer sich den Büchermarkt zum Thema Selbstmord bzw. Suizid ansieht und dann nur zehn Jahre zurückblickt, kann mit Befriedigung feststellen: Die Lage hat sich gründlich gewandelt. Von den unterschiedlichen wissenschaftlichen Fachgebieten und auch von sehr unterschiedlichen Denkansätzen aus wird sich um die Abschätzbarkeit, Prävention und Therapie der Suizidalität bemüht.

Die Ursachen, denen sich diese erfreuliche Entwicklung verdankt, sind sehr vielfältiger Art und verdienten eigentlich eine eigene Untersuchung. Ich meine Grund zu der Annahme zu haben, daß sich mit dem neuen Interesse an der Suizidproblematik der Wunsch verbindet, ein großes Ohnmachtsgefühl zu überwinden, das all diejenigen plagt, die mit Suizidankündigungen und mit Suizidhandlungen zu tun haben: Ärzte, Psychologen, Psychotherapeuten, Sozialarbeiter, Schwestern, Seelsorger, aber nicht weniger auch die Angehörigen oder Freunde eines Suizidgefährten. Sie alle erleben das Gefühl einer großen Ohmacht, wenn jemand in ihrer Nähe oder Klientel mit einer akuten Suizidgefahr zu kämpfen hatte und der Kampf verloren ging. Das liegt wohl daran, daß mit der Gefahr einer suizidalen Handlung eben der Tod zu einer Zeit in die Beziehung zwischen Menschen tritt, die als Unzeit empfunden wird. Dies weniger deswegen, weil Tod durch Suizid zu den unnatürlichen Todesarten zu zählen ist. Eher deshalb ist das so, weil der *Lebenswille* mit allen seinen weitgefächerten Elementen, wie wir ihn erleben, von dem uns begegnenden, zum Suizid hingezogenen Menschen total in Frage gestellt wird: aller Wille zum Weitererleben von Freude und Leid, aller Wille auch zu Konsum und Genuß, aller Wille zu lieben und zu gestalten, den *wir* erleben, wird von dem Suizidalen in seinem Wert, eben als lebenswert, scheinbar bestritten. Und nichts beunruhigt uns mehr, als wenn der Tod, der doch „als unser Ureigenstes das uns Fremdeste“[3] bleibt, an uns Menschen *durch Menschen* herangetragen wird, sei es durch Unfall,

---

[1] E. Canetti, Alle vergeudete Verehrung. Aufzeichnungen 1949–1960, München 1970, 24.

[2] E. Jüngel, Tod, Stuttgart-Berlin 1974, 171.

[3] E. Jüngel, aaO., 17.

Mord oder eben auch durch Suizid. *Die Suizidproblematik ist also zu allererst eine Todesproblematik. Gerade weil sie zu allererst eine Todesproblematik ist, gehört sie zu den anthropologischen Grundfragen nach Leben und Tod des Menschen hinzu.*

Im Rahmen der anthropologischen Debatte, die ebenfalls mit großem Eifer in den unterschiedlichsten Disziplinen geführt wird, hat die *Frage nach dem Sinn des Lebens* eine offenbar zunehmende Attraktion gewonnen. Wieder ist auf den Büchermarkt zum Thema zu verweisen, wieder lassen sich auch Zeitphänomene wie die häufig beschriebene Suche der jüngeren Generation nach religiösem oder parareligiösem Halt und das Suchtproblem unter Jungen und Alten als Symptome der ohne Antwort gebliebenen Frage nach dem Sinn des Lebens verstehen. In ähnlicher Weise symptomatisch ist aber auch, daß der Wiener Neurologe und Psychiater Viktor E. Frankl aufgrund seiner Forschungen zu der Überzeugung gekommen ist, daß neben der („klassischen") Neurose, die sich aus psychischen Störungen entwickelt, ein anderer Typ von Neurose zu diagnostizieren sei, den er „noogen" nennt und dem er zehn bis zwanzig vom Hundert der klinischen Fälle von Neurose zuordnet. Die „noogene Neurose" hat nach Frankl eine „existentielle Frustration" bzw. ein „existentielles Vakuum" als Ursache. Entsprechend der spezifischen, von der Psychoanalyse und Individualpsychologie abweichenden Diagnostik hat er auch eine besondere Therapie entwickelt, die „Logotherapie", die sich darum bemüht, mit dem Neurotiker zusammen Sinn im Leben wiederzufinden[4].

Daß die Sinn-Frage zur Suizidproblematik gehört, ist im Grunde nie bestritten worden und eigentlich auch schon dadurch mitgegeben, daß Suizid und Tod anthropologische Grundfragen berühren. Weil das aber so ist, kommt kein Autor, der generell oder speziell über Suizidfragen handelt, daran vorbei, seinen anthropologischen Ansatz darzulegen. Er tut es zwar auch dann, wenn er scheinbar zum Beispiel „nur" theologisch oder „nur" psychoanalytisch argumentiert. Tatsächlich aber gibt es nicht einmal eine Selbstmordstatistik, die nicht zugleich eine – freilich unausgesprochene – anthropologische Aussage enthielte, zum Beispiel durch die Art der Daten, die erfragt und die nicht erfragt worden sind. Ebenso verhält es sich natürlich mit den psychologischen Tests, die in ja nur scheinbarer anthropologischer Voraussetzungslosigkeit konzipiert und angewendet werden.

Noch auf ein anderes Phänomen, das meines Erachtens für die immer häufigere Behandlung des Themas Suizid in der Literatur verantwortlich ist, sei hingewiesen. Ich meine die statistisch vermittelte Tatsache, daß in der Bundesrepublik Deutschland und West-Berlin jährlich annähernd

---

[4] V. E. Frankl, Aphoristische Bemerkungen zur Sinnproblematik, in: N. Petrilowitsch (Hrsg.), Die Sinnfrage in der Psychotherapie, Darmstadt 1972, 412–430, bes. 420.

so viele Menschen durch Suizid sterben wie durch Verkehrsunfälle. Nicht zuletzt dieser Sachverhalt hat 1972 zur Gründung der „Deutschen Gesellschaft für Selbstmordverhütung" geführt und sorgt auch dafür, daß die Bemühungen dieser und anderer, vornehmlich örtlicher Einrichtungen der Lebensmüden- und Krisenberatung in den letzten Jahren ein deutliches Mehr an öffentlicher Resonanz gefunden haben. Das ist sicher begrüßenswert und angesichts der bekanntgewordenen Quantität von 12000 bis 15000 Suizidtoten im Jahr und des mindestens Zehnfachen an Suizidversuchen auch menschlich verständlich. Andererseits wäre es wohl falsch, nur von der Quantität dieses Problems her Suizidforschung und -verhütung zu betreiben. Auch wenn es nur hundert Suizidtote im Jahr gäbe, ja selbst wenn aufgrund einer – sicher nicht zu erwartenden – wunderbaren Prophylaxe oder einer sonstigen – sicher nicht zu realisierenden – Strategie der Suizidverhinderungen über einen gewissen Zeitraum hin und in einem bestimmten Bereich niemand mehr an Suizidalität stürbe: das anthropologische Faktum allein, daß der Mensch um die Möglichkeit weiß, seinem Leben ein Ende zu setzen, wird immer wieder dafür sorgen, daß es gelingende und nicht gelingende, beabsichtigte und nicht beabsichtigte, bewußte und unbewußte Suizidhandlungen bzw. Handlungen mit selbstzerstörerischen Folgen geben wird. Aber selbst, wenn diese Handlungen unterbleiben würden, was nur hypothetisch denkbar ist, bliebe mit des Menschen Möglichkeit, Suizid zu begehen, immer noch jene beunruhigende Infragestellung des Lebenswillens und Lebenssinnes verbunden.

Die vorliegende Schrift will mithelfen zu klären, welche Möglichkeiten der Suizidverhütung es gibt, denn wir können, so lange wir leben, nicht genug gegen den Tod tun (E. Jüngel). Auch der leidenschaftliche Kampf gegen den Tod, der aus den Werken von Elias Canetti spricht, ist – wenn auch ganz anders begründet als bei Jüngel – nicht ohne Einfluß auf mich geblieben. Aber die Absicht, dieses Buch zu schreiben, ist sicher auch bestimmt worden von dem Eingeständnis, daß Suizidgedanken keinesfalls nur von anderen gedacht worden sind. Der weitere Hinweis, daß Martin Luther nach eigenen Bekundungen mit Suizidgedanken zu kämpfen hatte und sich nicht scheute, darüber mit anderen zu sprechen[5], soll meine Absicht unterstreichen, das Thema Suizidalität ganz und gar nicht als „rein akademisches", aber auch nicht als rein praktisches zu verstehen und zu behandeln. Beide Aspekte laufen nämlich letztlich auf eine bloße Traktierung und das wissenschaftliche Verwalten von Phänomenen hinaus, denen wir ohne menschliche Solidarität nicht gerecht werden können, eben weil es sich um menschliche Phäno-

[5] Vgl. G. Krause, Luthers Stellung zum Selbstmord. Ein Kapitel seiner Lehre und Praxis der Seelsorge, in: „Luther", Zeitschrift der Luther-Gesellschaft, 36. Jg. 1965, 50ff.

mene handelt. Und darauf wollte ich auch mit dem von Elias Canetti zitierten Gedanken hinweisen. Er meint wohl weniger einen *Schuld*zusammenhang zwischen Menschen als vielmehr jene seltsame, teils schöne, teils schreckliche Nähe der Gemeinschaft, in der wir Menschen miteinander leben und in der wir oft nicht wissen, wann und warum wir anderen nutzen oder schaden. Die anthropologische Tatsache, daß wir Leben nur mit anderen haben, verbindet uns Menschen mit dem Glück und Leiden jedes einzelnen Menschen weitgehender, als unsere bewußten Beziehungen es uns erkennen lassen. Jedenfalls ist unsere Würde, die vielzitierte Menschenwürde, an dieses unser Verbundensein gebunden. Und darum bliebe Suizidverhütung, auch wenn sie statistisch niemals zu Buche schlagen sollte, oder auch wenn sie nur einen einzelnen beträfe, um unseretwillen, um *unseres* Lebens willen als Menschen noch nötig: *Suizidalität ist ein soziales Problem, und da das Soziale immer einen gesellschaftlichen Rahmen hat, ist sie auch eine gesellschaftliche Problematik.* Darum wird zu fragen sein, welche die Suizidalität fördernden oder hemmenden Faktoren aus dem gesellschaftlichen Bereich kommen bzw. mit der öffentlichen Kommunikation verbunden sind. Die Bemühungen um eine Senkung der Suizid- und Suizidversuchsziffern werden wirkungslos bleiben, solange die Prävention und Theorie der Suizidalität ein Privileg von (noch dazu teuren) Fachleuten bleibt. Staatliche und andere Institutionen versuchen seit langem mit einem ungeheuren Aufwand an finanziellem und personellem Einsatz, die Zahl der Verkehrstoten niedrig zu halten; und sie sind dabei darauf angewiesen, eine breite Öffentlichkeitsarbeit zu betreiben. Ähnliche Schritte müssen auch auf dem Gebiet der Suizidverhütung unternommen werden, wenn sie wirksam sein soll. Das heißt konkret, daß Wege gefunden werden müssen, auf denen verhindert werden kann, daß der größte Teil der Bevölkerung im Stadium von Behandelten bleibt und nicht in die Lage versetzt wird, Krisensituationen selbst zu erkennen und die nötigen Vorbeugemaßnahmen zu ergreifen. *Das* Fernziel jedenfalls, daß jedem Neugeborenen in Zukunft gleich ein Erziehungsberater oder Sozialarbeiter attachiert wird, der ihm hilft, Krisen zu umgehen oder nicht zu umgehende zu meistern, ist sicher ein wenig erstrebenswertes Zerrbild von der Zukunft der Menschen. Aber ich vermag auch jene andere Tendenz nicht zu unterstützen, die dahin zielt, die Kriseninterventions- und Beratungsstellen auszubauen, ohne sich über mögliche Veränderungen gleichwertige Gedanken zu machen, die eine Befähigung der einzelnen und der Kleingruppen zur Krisenbewältigung zum Ziel haben und möglicherweise viele Krisen gar nicht erst aufkommen lassen. M. a. W.: man wird neben die *nach*gehende Therapie und Prävention weiterer Suizidhandlungen eine Prävention stellen müssen, die eventuell erkennbare Ursachen der Suizidalität bereits in den Erziehungszielen und Bildungsidealen einer Gesellschaft ausmacht und zu beseitigen versucht. Ich werde mich bemühen zu zeigen, daß dies ein Teil der anthropologischen Fragestellung ist, wie sie sich uns heute darstellt.

Schließlich ist noch etwas zur Methode dieser Arbeit zu sagen. Es ist schon von mehreren Seiten darauf hingewiesen worden, daß „die detaillierten Kenntnisse über Krankheitsbild, Umweltfaktoren und Motivationen eher darüber hinwegtäuschen, wie wenig doch letztlich über die treibenden Kräfte zur Selbstdestruktion bekannt ist[6]“. Ich werde deshalb die andernorts hinreichend zu findenden statistischen Daten[7] nicht erneut aufführen und reflektieren, sondern versuchen, der Suizidalität von einer biblisch-theologisch begründeten Anthropologie her näherzukommen und dabei weniger zu fragen, was sie fördert, als vielmehr, was sie hemmt, indem es im Leben hält.

Ich habe vielfältigen Grund zum Danken. Alfred Monreal, in dessen Waldhaus ich das Manuskript konzipieren, Inge, mit deren Hilfe ich es schließlich für den Druck fertigstellen konnte. Der Projektgruppe Pastoralanthropologie der Verlage Herder/Wien und Vandenhoeck & Ruprecht/Göttingen für die Offenheit der Thematik gegenüber. Den Seminarteilnehmern in Koblenz und Düsseldorf für das unsere gegenseitige Förderung einschließende gemeinsame Mühen um Wege zu neuem Kommunizieren mit Menschen nach einem Suizidversuch. Heinz Henseler, Artur Reiner und Helen Ziskoven für die vielen Gespräche ums Leben, deren Spuren sich finden lassen. Wiltrud Kernstock, die durch Hören, Fragen und Raten Anteil an diesem Buch hat. Für Beziehungen der Liebe.

Herborn, im November 1978

Klaus-Peter Jörns

[6] G. Hole, Suizidalität und Selbstwertverlust im Erleben depressiver Patienten, in: Zeitschrift für Psychotherapie und medizinische Psychologie 23 (1973), 233–238.

[7] Ich verweise auf F. Böcker, Suizide und Suizidversuche in der Großstadt, dargestellt am Beispiel der Stadt Köln, Stuttgart 1973; A. Reiner, Ich sehe keinen Ausweg mehr, München-Mainz 1974, 17ff; H. Henseler, Narzißtische Krisen / Zur Psychodynamik des Selbstmords, = rororo studium 58, Reinbek 1974, 23ff; Daten des Gesundheitswesens – Ausgabe 1977 –, hrsg. vom Bundesminister für Jugend, Familie und Gesundheit, Bonn-Bad Godesberg 1977.

Gedanken zum „Wunsch, Indianer zu werden“ (Franz Kafka) bzw. zu der Gefahr, ein anderer sein zu wollen

Kindern wird jener Wunsch „Wäre man doch ein Indianer!“ ohne Zögern abgenommen. Auch im Zeitalter der Weltraumfahrt und der Supertechniken, in dem die Nachfahren der Indianer längst in ein desillusionierendes Gettodasein gedrängt sind, ist das so. Weder die Wildwestfilme, die den Weißen als den stets Überlegenen darstellen, noch heute gültige Leitbilder haben jenen Wunsch an Attraktivität einbüßen lassen. Schon darum ist es zu bezweifeln, daß es sich nur um einen Kinderwunsch handelt. Kaum jemand hat dieses Phänomen jedenfalls so präzise gefaßt und in seinem Sinn erhellt wie Franz Kafka in der gleichnamigen Parabel:

> „Wenn man doch ein Indianer wäre, gleich bereit, und auf dem rennenden Pferde, schief in der Luft, immer wieder kurz erzitterte über dem zitternden Boden, bis man die Sporen ließ, denn es gab keine Sporen, bis man die Zügel wegwarf, denn es gab keine Zügel, und kaum das Land vor sich als glatt gemähte Heide sah, schon ohne Pferdehals und Pferdekopf.[8]“

Davonstürmen! Eine Kraft spüren und sich tragen lassen von ihr, die größer ist als die eigene! Davon („gleich bereit“) und aufwärts zugleich („schief in der Luft“) führt die ersehnte Bewegung, und sie zieht Denken und Fühlen auf sich, in sich hinein. Ein Ziel für den Ritt kommt gar nicht in die Sprache, nicht in den Blick. Es geht nicht um ein Ziel, es geht um den Ritt, um Bewegung, um das Voran- und Aufwärtsstürmen, das den Reiter in immer neuem Abstoßen von der Erde mit der ihn tragenden Kraft verbindet und schließlich im Erzittern von Erde, Pferd und Reiter zu einer Einheit von allen dreien führt – zu einer wilden Einheit, die kaum empfunden, schon zerbricht; der Wunsch, ein Indianer zu werden, ist buchstäblich zu Tode geritten, wo begonnen wird, ihn Wirklichkeit werden zu lassen.

Jener Wunsch und jene Bewegung hängen zusammen, bedingen sich sogar: die Kraft der Bewegung erhält ihre Stärke durch die Intensität des alten Wunsches, und der alte Wunsch lebt von der traumbildhaften Wildheit und Schnelligkeit des davonstürmenden Rittes, wie er von den Indianern erzählt wird. Sobald aber der Wunsch in Erfüllung, zur Wirklichkeit drängt, sobald er aufhört, Wunsch zu bleiben, offenbart er sich schmerzlich als Illusion und zerstört sich selbst Kraft und Traumbild: was beim Indianer Einheit *ist*: Reiter und Pferd, in *einer* Bewegung, fällt, wenn der Wunsch, ein Indianer zu werden, mit uns zur Wirklichkeit

---

[8] In: F. Kafka, Sämtliche Erzählungen. Hrsg. Paul Raabe, Frankfurt/M. 1972, 18f.

stürmt, ins Hoffnungslose auseinander. Was er geben konnte, der alte Wunsch, konnte er nur als Wunsch geben: den Ausdruck seiner selbst, anders sein zu wollen. In die Wirklichkeit bringen läßt er sich nicht, da muß der Reiter alles lassen, weil es nicht ist, da fällt er auf die Erde, die zur „glatt gemähten Heide" verblaßt, aus dem Wunsch heraus und in die ungeliebte Wirklichkeit zurück.

Der Wunsch „Wenn man doch ein Indianer wäre" ist *eine* Form des allen bekannten Wunsches, anders sein zu wollen als der- und diejenige, die wir sind. Dieser Wunsch hat eine Seite, die für die Weiterentwicklung, für das Begreifen und Realisieren des Menschlichen immer eine wichtige Triebfeder gewesen ist. Aus dem Wunsch, anders sein oder leben zu wollen, sind die erfolgreichen Bemühungen um kulturellen und zivilisatorischen, um den sozialen Wandel gekommen. Hätten wir die Möglichkeit zu diesem Wunsch nicht, wären wir auf irgendeiner Stufe des „Menschlichen" festgehalten worden. Es gäbe keine Identitätsfrage, keine Philosophie und keine Religion, natürlich auch keine Hoffnung. Doch selbst da, wo dieser Wunsch eher Traumcharakter hatte, hat er uns Menschen dienen können: Zwar hat der alte Wunsch, fliegen zu können, immer seine unrealisierbare, illusorische Seite – als Wunsch, ein *Vogel* zu sein – behalten. Aber er hat doch auch dazu geführt, daß wir Menschen *wie* die Vögel durch die Luft fliegen können mit Hilfe unserer Flugmaschinen. Dasselbe gilt für den Wunsch, ein Indianer zu sein: Wir können reiten lernen und im besten Fall sogar so gut wie ein Indianer, aber wir können nicht zu Indianern werden. Allgemein ausgedrückt: wir können uns in vielem verändern und wandeln, aber nicht andere werden. Gelegentlich verbreitete Thesen, jeder habe das Recht, ein anderer zu werden, meinen im Grunde Veränderung und Wandel als die Chance des Zu-sich-selbst-Kommens und nicht den gefährlichen Wunsch und Versuch, dahin zu kommen, wo hin gelangen zu wollen wir nicht ohne Schaden zu nehmen können: nämlich außer uns.

Eben dieser Seite des Wunsches, „ein Indianer zu sein", hat Kafka seine Parabel gewidmet. „Wäre man doch ...!" gerät jetzt aus dem Realisierbaren (Veränderung, Wandel) heraus und versucht, die Grenze, die mit der Nicht-Realisierbarkeit verbunden ist, aufzuheben: die Identitätsfrage soll durch Identitätswechsel gelöst werden. Der Versuch scheitert: Wunsch und Illusion werden zu Tode geritten, wo der Ritt begonnen werden sollte.

Eine Form, solchen Identitätswechsel zu versuchen, hängt mit dem Zweifel am Wert alles Eigenen zusammen, der die eigene Identität ständig schmäht oder gar negiert und der auf jeden Fall in die bleibende Unzufriedenheit führt. Mit dem Selbstwertzweifel verbindet sich die Unfähigkeit zu leiden, zu verzichten, an sich zu arbeiten und Eigenes zu gestalten, aber bald auch die Unzufriedenheit mit den Partnern und schließlich mit dem ganzen Leben, in das kommen zu wollen – wie es dann heißt – „einen ja niemand gefragt hat.“ Verfestigt sich auf solchem Boden der Wunsch, ein anderer zu sein, so wird er nicht nur zu einer Gefahr, sich selbst, dem eigenen Leben, fremd zu werden, also in eine Bewußtseinsspaltung, in eine Spaltung des Selbst-Erlebens hineinzukommen. Am Ende droht die Versuchung, dem Wunsch zu folgen und so die eigene Existenz zu zerbrechen.

1. Suizidalität im Rahmen einer biblisch-theologischen Anthropologie

„Erfülltes Leben gibt es nur in Beziehungen der Liebe." (H. Gollwitzer)[9]
„Der Tod ist nun das Fazit dieses Dranges in die Verhältnislosigkeit." (E. Jüngel)[10]

1. Zum anthropologischen Ansatz: Leben heißt Kommunizieren

Der Wunsch, ein anderer zu werden, dem der Zwischengedanke nachging, ist nur dem Menschen eigen. Nur er kann jenen Wunsch haben; und unter den Lebewesen weiß nur der Mensch um die Möglichkeit, seinem Leben ein Ende zu setzen. Beide aber, dieser Wunsch und diese Möglichkeit berühren das Leben, können es sich selbst fremd machen, ja zerstören. Denn zum Leben gehört die Unaustauschbarkeit der Individuen genauso wie deren soziale Bestimmtheit: wir sind immer zugleich aufeinander angewiesen und aneinander gewiesen.

Drei biblische Stellen sind in diesem Zusammenhang mitzubedenken. Wenn der 1. Johannesbrief davon spricht (Kap. 3,2), daß wir jetzt „Kinder Gottes" seien, daß aber noch nicht offenbar sei, „was wir sein werden", aber zugleich hinzufügt: „Wir wissen (aber), daß wir, wenn es offenbar geworden sein wird, ihm gleich sein werden", so meint auch diese Erwartung nicht, daß wir andere, gewissermaßen von denen, die wir jetzt sind, Getrennte sein werden; sondern sie meint Veränderung, die mit uns geschieht. Parallel verhält es sich mit der von Paulus (Römer 8,28 und 29) ausgesprochenen Gewißheit, daß von Gott her „an uns" eine „Herrlichkeit" offenbar werden soll, die darin bestehe, „gleichgestaltet zu werden dem Bild seines Sohnes".

Auch als die Christus Gleichgestalteten werden wir *wir* und nicht alle Er sein. Selbst in der äußersten Formulierung, zu der Paulus (Galater 2,19f) findet: „Ich bin mit Christus gekreuzigt; ich lebe, aber nicht mehr ich, sondern Christus lebt in mir", wird nur die die Person des Glaubenden ganz bestimmende Wahrheit ausgesagt, daß die glaubende Verbindung mit Christi Kreuz und Auferstehung das Existenzverständnis schon jetzt verändert; nicht aber wird das „Ich" zur wesenlosen Hülle für „Ihn". Ich und Er, mein und anderer „Ich", bleiben, wenn auch verbun-

---

[9] H. Gollwitzer, Ich frage nach dem Sinn des Lebens, München 1974, 14.
[10] E. Jüngel, aaO., 99.

den, ja Ihm gleichgestaltet, dennoch bestehen. Auferstehung schafft das Gespräch nicht ab und auch nicht die Vielfalt von Leben.

Durch unsere Bestimmung, Leben nur mit anderen haben zu können, stehen Leben und Tod des Einzelnen immer mit Leben und Tod aller anderen in einer unauflöslichen Verbindung. Das gilt für den sogenannten „natürlichen" Tod, das gilt dann aber auch für den Tod durch Suizid, und es gilt ebenso für alle suizidalen Handlungen; auch wenn sie nicht in den Tod führen, so berühren sie doch das Leben.

Wenn Suizid und Suizidversuch im Rahmen einer biblisch-theologischen Anthropologie und nicht im Zusammenhang ethischer Fragestellungen behandelt werden sollen, kann das nur gerechtfertigt sein, wenn ihre besondere Problematik in der sozialen Dimension von Leben angesiedelt ist, wenn also Suizidalität gerade nicht als individualistisches Phänomen zu verstehen ist. Was Kain verneint hat, ist für die Bibel ein anthropologisches Grunddatum: der Mensch ist des Menschen „Hüter". Entsprechend ist das Soziale innerhalb der biblisch-theologischen Anthropologie nicht nur der Verweis darauf, daß wir als Menschen Leben nur mit anderen Menschen haben. Eine biblisch-theologische Anthropologie ist recht verstanden bereits eine *Pastoralanthropologie*, denn sie fragt – im Unterschied zur klassischen „Pastoraltheologie" – nicht nach Pastoren im Gegenüber zur Gemeinde, nicht nach „Hütern" von Amts wegen, sondern eben nach dem Menschen als des Menschen Hüter. Eine solche Anthropologie wird nicht von empirischen Untersuchungen her konzipiert, seien sie soziologischer oder sozialpsychologischer Art. Ihr Fundament sind biblisch-theologische Aussagen, und darum ist sie, wie die Bibel selbst, auch nicht an Aussagen über „den" Menschen interessiert. Ihr geht es vielmehr darum, wie wir Menschen mit den anderen Menschen und mit Gott leben und in ihrer Mitte sterben. *Wie wir leben und wie wir sterben können als Menschen*, ohne unser Menschsein ab- oder überbewerten zu wollen – das ist das Thema biblisch-theologischer Anthropologie. Dazu, daß wir menschlich leben und sterben können, wird der Mensch dem Menschen als Hilfe (1. Mose 2,18) gegeben; eine andere Hilfe zum Leben gibt es in der Welt um uns herum nicht (1. Mose 2,20b). Von dieser einen Hilfe sind alle anderen Hilfen, die wir Menschen brauchen, abgeleitet, mit ihr sind sie wesenhaft verbunden.

Das Bekenntnis nun, daß es Gott ist, der den Menschen als Mann und Frau geschaffen hat, der gesprochen hat: „Es ist nicht gut, daß der Mensch allein sei; ich will ihm eine Hilfe machen, die zu ihm paßt", dieses Bekenntnis spricht dann den theologischen Hintergrund der biblischen Anthropologie aus. Gott ist der Schöpfer; aber Gott ist vor allem der, der weiß, wie wir Menschen menschlich leben und sterben können. Sein ganzes Sinnen und Trachten ist *darauf* aus, daß wir dies wirklich *können* und nicht nur *müssen*. Darum redet Gott uns Menschen in unserer Geschichte an und bringt uns zur Antwort: wir sollen weder als einzelne noch als Menschheit insgesamt unser Leben ohne Gegenüber führen müssen, nicht ohne Sinnerfahrung, und aus dem uns zugedachten Menschsein nicht herausfallen. Darum teilt Gott schließlich in seinem Sohn Jesus Christus unser Leben, um unsere letzte und tiefste Bedrohung, den Tod, mit und für uns zu überwinden. Er soll uns nicht mehr auf ewig durch die Angst vor ihm vom Leben trennen. Eine in der Bibel begründete Anthropologie spricht darum in ihrem Zentrum von den Lebensbeziehungen, in denen allein wir Menschen Leben ohne Einschränkung haben. Und da, wo sie nach Hilfen für Menschen gefragt wird, die an den Rand des Lebens gedrängt worden sind, wird sie auf diese Lebensbeziehungen weisen.

2. Zur Terminologie[11]*: „Selbstmord"?, Freitod"?, Suizid*

Ehe ich zum Hauptteil des Kapitels I komme, sollen noch eine Reihe von Feststellungen getroffen werden, die für den größeren Komplex einer theologischen Behandlung des Suizids bzw. der Suizidalität von Bedeutung sind. Diese Feststellungen haben zwar zuerst einmal mit der Terminologie zu tun, die in diesem Zusammenhang in der Literatur und im alltäglichen Gespräch verwendet wird. Doch es zeigt sich hier wie in anderen Zusammenhängen, daß mit der Terminologie auch Urteil und Vorurteil über das Phänomen Suizid(-handlung) verbunden sind.

a) In der Theologie- und Kirchengeschichte ist es ganz überwiegend üblich gewesen, das Phänomen Suizid für sich und losgelöst von der Biographie des Einzelnen und von seinen Lebensbeziehungen zu behandeln. Die Suizid*handlung* und ihre non-verbale Botschaft waren kaum Gegenstand theologischer Reflexionen. Martin Luthers von dieser Linie abweichende Einsicht in das suizidale Geschehen und in die suizidale Persönlichkeit sind, aufs große und ganze gesehen, eine Ausnahme geblieben. Die übliche Behandlung des Suizids aber, also unter Ausblendung der suizidalen Persönlichkeit, mußte letztlich in Sackgassen führen und hat in sie hineingeführt. Die lieblose Verweigerung einer kirchlichen Bestattung für Suizidäre, wie sie über lange Zeit hin in der Kirche Recht und Praxis war, bedeutete eine pauschale Verurteilung unendlich vieler unglücklicher Menschen und nur zu oft auch ihrer Angehörigen. An der Pauschalität dieser Verurteilung und an der Tatsache, daß der Zusammenhang, in dem Suizid als Phänomen und die Soziobiographie des einzelnen miteinander stehen, nicht beachtet wurde, ließ sich im Grunde

---

[11] Zur Thematik ist hilfreich zu lesen: F. Hammer, Selbsttötung philosophisch gesehen, Düsseldorf 1975, 13ff.

schon ablesen, daß sie theologisch im Irrtum sein mußte. Die mehr stillschweigend als durch neue Ordnungen zustande kommende Änderung der Bestattungspraxis (zugunsten der Toten) ist deshalb doch das offene Eingeständnis jener Fehlerhaftigkeit einer gesetzlichen Theologie. Dabei soll gar nicht ausgeschlossen sein, daß diese Gesetzlichkeit sich auch zu großen Teilen aus einer einfachen, aber tiefen Angst und aus der aus ihr kommenden Verlegenheit vor dem Phänomen Suizid herleiten läßt.

b) Zu allermeist wurde in theologischen Stellungnahmen von *Selbstmord* oder *Freitod*, nicht aber von „Suizid" gesprochen. Hinter dieser nur scheinbar (auch von mir selbst lange so bezeichneten) unwichtigen Wortwahl verbirgt sich eine – teils bewußte, teils unbewußte – Grundeinstellung der Suizidalität gegenüber. Wo das Wort „Selbstmord" gewählt wurde, stand ein Verständnis der suizidalen Handlung im Vordergrund, das diese eben mit Mord, mit vorsätzlicher gewaltsamer und eben unrechtmäßiger Tötung menschlichen Lebens, in Verbindung brachte. Theologisch aber ist Mord in jeder Form stets zuerst mit dem *schöpfungstheologischen* Argument begegnet worden: Gott als Schöpfer des Lebens ist der einzige, der auch das Recht hat, Leben zu nehmen. Dieses Argument galt, und gilt vielen noch heute, als theologische Basisaussage zu Mord *und* Suizid. Die vielfältigen kirchlichen und weltlichen Strafen haben sich von diesem Argument ihre Rechtfertigung geben lassen. Tatsächlich aber wird, wie zu zeigen ist, dieses evangeliumsvergessene, schöpfungstheologische Argument dem suizidalen Geschehen nicht gerecht. Zwar handelt es sich dabei um eine gewaltsame Tötung von Menschenleben bzw. um einen solchen Tötungsversuch. Und sicher ist es *das* Recht des Schöpfers, Menschenleben zu schaffen und zu beenden. Doch diese Argumente setzen, wenn sie zu angemessenen Beurteilungen führen sollen, eben voraus, daß wirklich *getötet* werden soll, daß das Ziel einer gewaltsamen Handlung auch der *Tod*, genauer das *Tot-Sein*, ist. Nur dann wäre es theologisch gerechtfertigt davon zu reden, daß der Suizidale dem Schöpfer, dessen Recht, Menschenleben zu beenden, streitigmachen wollte, zumindest für sich. Gerade das aber trifft auf die suizidale Handlung, jedenfalls im Erleben des Suizidalen, *nicht* zu. Sein eigentliches Ziel ist es nicht, sich auszulöschen. Er will vielmehr mit der suizidalen Handlung etwas erreichen, was er ohne sie nicht mehr erreichen zu können glaubt: Befreiung von einem unerträglich gewordenen Leidensdruck – also einen Zustand, an den sich die Hoffnung knüpft, Positives zu *erfahren*. Die Tragik, daß der mit der tödlich endenden suizidalen Handlung beschrittene Weg nicht zu diesem Ziel einer positiven Erfahrung führt, wertet allerdings das genannte theologische Argument nicht auf. Fazit: Wer das Wort „Selbstmord" wählt, sollte die Assoziationen mitbedenken, die das Wort – auch im theologischen Kontext – auslöst. Zwar meint der lateinische Begriff „Suizid", ins Deutsche übersetzt, nicht nur „Selbsttötung", sondern auch „Selbstmord", aber er sorgt aufgrund des Verfremdungseffektes, der mit dem Fremd- und Alt-Sprachlichen gegeben ist, für mehr Sachlichkeit und hilft ein Stück vom Vorurteil weg. In Anlehnung an Wilhelm Feuerleins Unterscheidung von suizidalen und „parasuizidalen" Handlungen[12] wäre es angebracht, von „phonikalen" und „paraphonikalen" Handlungen (vom griechischen Wort phonos = „Mord") zu reden und den Suizid eben eine „paraphonikale Handlung" zu nennen: sie verläuft *wie* ein Mord, ist aber in wesentlichen Dingen vom Mord unterschieden.

Wie die Abschnitte dieser Arbeit, die sich den psychoanalytisch orientierten Suizidtheorien zuwenden, zeigen, ist es auch um den Begriff „Freitod"[13] nicht gut bestellt. Daran ändert die Tatsache nichts, daß er sich scheinbar besonders gut eignete für theologisches Argumentieren – jedenfalls solange noch jene Meinung vorherrschend war, der Suizid sei ein *frei* gewählter Tod. Dann nämlich konnte gegen ihn – den Suizidär dabei verurteilend – wiederum die Schöpfungstheologie ins Feld geführt werden. Außerdem ließ sich in der theologischen Ethik urteilen, daß derjenige, der sich aus freier Entscheidung tötet, sich aller Verantwortung für das Leben allgemein, für sein eigenes Leben und für das seiner Mitmenschen, entziehe und also Schuld auf sich lade. Doch die Bilanz-Theorie, die mit der Rede vom Freitod verbunden ist, hat wenig für sich. Zwar erinnern wir alle möglichen menschlichen Schicksale aus Literatur und eigener Kenntnis, die durch Suizid, allgemein oder gemeinschaftlich vollzogen, endeten. Doch die zur Hypothese vom „Bilanz-Selbstmord" verleitende innere Folgerichtigkeit einer persönlichen Entwicklung bis in den Suizid hinein spricht ja ganz und gar nicht dafür, daß das Ende einer solchen Biographie *frei*, beim irgendwann vorgenommenen Bilanz-Ziehen *gewählt* wurde. Ein Suizid belegt vielmehr zuerst die gegenteilige These: Kaum eine Handlung ist so wenig frei wie gerade die suizidale. Der Satz läßt sich rechtfertigen und ist ernst zu nehmen: Der Suizidale stirbt an Suizidalität wie der Krebskranke an Krebs stirbt, wenn ihm nicht rechtzeitig geholfen wird. Die Unfreiheit des Suizidalen, ja, seine tragische Täuschung, mit der in den Tod führenden Suizidhandlung[14] ein besseres *Lebensplateau* zu erreichen, hat schon Luther so beschrieben: „Ich pflege zu urteilen, daß ein solcher einfach und unmittelbar vom Teufel getötet wird, gerade wie der Reisende vom Räuber. Ich glaube, man muß daran halten, daß der Teufel eines solchen so verspottet, daß er

---

[12] W. Feuerlein, Selbstmordversuch oder parasuicidale Handlung?, in: Nervenarzt 42 (1971), 127–130.

[13] Ein engagierter Verfechter dieses Sprachgebrauchs war J. Améry, Hand an sich legen. Diskurs über den Freitod, Stuttgart 1977. Zur Auseinandersetzung mit Améry s. u. S. 35ff.

[14] Daß parasuizidale Handlungen ein besseres Leben *hier* anstreben, steht fest; vgl. W. Feuerleins Untersuchung aaO. (o. A. 12).

der Person die Einbildung beibringt, sie tue etwas ganz anderes, z.B. beten oder etwas Ähnliches." (Brief an Friedrich Myconius, 1544.)[15]

c) Daß der Suizidale sich selbst tötet oder zu töten versucht, daß er Gewalt gegen sein Leben anwendet, ist richtig. Doch das beschreibt die mehr äußere Seite der suizidalen Handlung, den psychologischen Teil davon. Und oft genug läßt sich mit Erstaunen feststellen, wie sich hochgradig vergiftete Körper, ohne daß die Suizidalen später davon etwas wissen, zur Gegenwehr gegen den gewaltsamen Tod gewissermaßen von selbst aufmachen und ihre Rettung organisieren. Für die theologische Sicht der suizidalen Handlungen kann aber jene Betrachtung von außen nicht die ausschlaggebende sein – so sehr sie die eben erwähnte, häufig zu beobachtende Selbstorganisation von Rettung durch den Körper als Zeichen des sich gegen den Tod bis zuletzt aufbäumenden Lebenswillens werten kann und darf.

d) Entscheidend für die theologische Reflexion des Themenkreises sind die Fragen nach dem suizidalen Menschen, nach den Hintergründen seines von ihm als unerträglich empfundenen Leidens, nach Möglichkeiten zu Prävention und Therapie der Suizidalität. Mit anderen Worten: weniger schöpfungstheologische (und an den *Nicht*-akut-Suizidalen sich adressierende ethische) Überlegungen sind zuerst einmal anzustellen, als vielmehr theologisch-anthropologische und pastorale.

3. Suizidalität im Rahmen einer biblisch begründeten Pastoralanthropologie: scheiterndes Kommunizieren

Daß hinter einer akut aufbrechenden Suizidalität eine bis in die frühe Kindheit reichende Entwicklung steht, ist heute weitgehend anerkannt. Gekennzeichnet wird sie am besten als die psychosoziale Entwicklung[16]: Es geht einerseits um die sozialen Beziehungen, in denen ein Mensch aufwächst, und es geht andererseits um die Auswirkungen dieser sozialen Beziehungen auf die psychische Entwicklung. Beide Elemente des Psychosozialen beeinflussen sich im übrigen fortlaufend, denn die Äußerungen der Psyche des einzelnen wirken sich ständig auch auf die Qualität und Quantität der sozialen Beziehungen aus. Wir haben es also mit einem sehr komplexen und sensiblen Phänomen zu tun.

Die Komplexität der psychosozialen Entwicklung bringt nun aber beides mit sich: sowohl eine hohe Störanfälligkeit als auch die Schwie-

[15] Vgl. G. Krause, Luthers Stellung zum Selbstmord. Ein Kapitel seiner Lehre und Praxis der Seelsorge, aaO. (s.o. Anm. 5); K.-P. Jörns, Theologisch-anthropologische Marginalien zur Selbstmordproblematik, in: WzM 26 (1974), 220ff. – Gegen die Bilanzselbstmord-Hypothese wandte sich bereits überzeugend E. Stengel, Selbstmord und Selbstmordversuch, Frankfurt/M. 1969, 114.

[16] Vgl. Th. Lidz, Familie und psychosoziale Entwicklung, Frankfurt/M. 1971.

rigkeit, die langfristigen Folgen von Störungen erkennen, verhindern und heilen zu können. Es ist ja nie nur *ein* Mensch am psychosozialen Prozeß beteiligt. Oder anders gesagt: Pathologische Symptome des einzelnen hängen niemals nur mit Ursachen zusammen, die in ihm selbst liegen. Im Gegenteil, *so* ist zu formulieren: Pathologische Symptome haben ihre Ursachen in gestörten sozialen Beziehungen. Viktor von Weizsäcker hat diesen Sachverhalt, und zwar für jede Form von Krankheit geltend, als einer der ersten erkannt: Der Kranke „wurde, als er krank wurde, ein Sozialkranker. Die Krankheit liegt zwischen den Menschen, ist eines ihrer Verhältnisse und ihrer Begegnungsarten"[17].

Mit dieser Grundaussage einer allgemeinen, also psychosomatischen Medizin, stimmt eine bliblisch begründete Pastoralanthropologie weitgehend überein. Ja, sie ist, wie zu zeigen sein wird, sogar besonders gut geeignet, Suizidalität zu begreifen. Der Grund dafür ist, daß das biblische Reden vom Menschen ganz und gar keine statischen Elemente enthält. Darauf habe ich schon hingewiesen. Biblischer Anthropologie geht es ja nicht um Aussagen über *den* Menschen an und für sich. Ihr Inhalt ist vielmehr, wie der Mensch mit anderen Menschen und mit Gott auf dieser Erde lebt. Wie wir Menschen gemäß des uns zugedachten Menschseins leben und sterben können, das ist das Grundthema der Bibel. Und dazu, daß wir menschlich leben und sterben können (nachdem wir nun einmal sterben müssen), wird der Mensch dem Menschen als Hilfe zum Leben gegeben (1. Mose 2,18), gibt sich schließlich Gott selbst als Hilfe der Menschen in das Leben ein: er schließt Treuebundesschlüsse mit ihnen (z.B. 1. Mose 8,22; 12,3; Jeremia 32,37–41) und überwindet des Todes knechtende Macht – so sagt es die Schrift – in der Auferweckung Jesu Christi von den Toten. Menschliches Leben kennt die Bibel zuerst und zuletzt als das In-Verhältnissen-Sein. Der Mensch lebt, indem er ein Verhältnis zu anderen Menschen hat; *die* Menschen leben, indem sie insgesamt in dem Verhältnis leben, das Gott zu ihnen hat. Dabei ist weniger die soziale Qualität unserer Existenz als reines Faktum interessant, als vielmehr die Art und Weise, in der diese Beziehungen gestaltet werden. Denn in diesen Beziehungen geht es nach der Schrift um Leben und Sterben. So kann man z.B. das 1. Buch Mose durchaus auch als ein anthropologisches Lesebuch verstehen, das mit pädagogischer Absicht geschrieben wurde. Und auch die Bergpredigt Jesu bindet in Seligpreisungen (Matthäus 5,1–12), Gesetzesauslegungen (Matthäus 5,17–48) und Grundregeln (Matthäus 6,1–7,14) Heil an die evangeliumsgemäße Gestaltung der Verhältnisse, in denen wir zu Menschen und Gott leben.

---

[17] V. v. Weizsäcker, Der Begriff der allgemeinen Medizin, Einführung in die Schriftenreihe: Beiträge aus der allgemeinen Medizin, Heft 1. Stuttgart 1947, 42. Vgl. dazu ausführlich M. v. Rad (Hrsg.), Anthropologie als Thema von psychosomatischer Medizin und Theologie, = Urban-Taschenbücher T Reihe 607, Stuttgart-Berlin-Köln-Mainz 1974, 9ff.

Dabei zeigt sich dann im Alten wie im Neuen Testament: „Erfülltes Leben gibt es nur in Beziehungen der Liebe" (H. Gollwitzer), und der Tod ist als Stadium der Verhältnislosigkeit zu begreifen (H. W. Wolff; E. Jüngel). Was die Verhältnisse der Menschen untereinander und zu Gott fördert, dient dem Leben, was sie behindert, aber dem Tod. Kaum ein biblischer Text verdeutlicht diese Anthropologie so gut wie das sogenannte „Gleichnis vom verlorenen Sohn" (Lukas 15,11–38): Jener jüngere Sohn löst sich mit der erbetenen Auszahlung des Erbes aus seinen Lebensbeziehungen, um für sich leben zu können. Er gerät dabei in die Verhältnislosigkeit. Daß er mit diesem Für-sich-Leben *dem* Leben verlorengeht (trotz der vielen Schein-Beziehungen, die er in der Fremde hat), sagt der Vater bei seiner Rückkehr: „Er war tot und ist wieder lebendig geworden; er war verloren und ist wiedergefunden worden." Indem der Vater den Heimkehrer wieder als Sohn einsetzt, stellt er die Lebensbeziehungen des Verlorenen, Toten, wieder her. Das anschließende Fest feiert Rückkehr in Lebensbeziehungen als Auferstehung, feiert das Leben. Übertragen wir diesen Satz auf das Christus-Geschehen, so zeigt sich im Grunde dasselbe: die sonntägliche gottesdienstliche Feier preist, daß Gott zu dem getöteten Jesus in der Lebensbeziehung geblieben ist, ihn aus der Todesverlassenheit wieder ins Leben gerufen hat und es mit uns ebenso macht und machen wird.

Diese Lebensbeziehungen sind nun aber noch näher zu bestimmen. Ihre Qualität hängt nämlich nicht etwa von Verwandtschaftsgraden oder ähnlichen Setzungen ab. Entscheidend ist die Zuwendung zueinander. Indem der Mensch sich dem Menschen öffnet und zuwendet, verhält er sich lebensgemäß, lebensfördernd. Interessant ist in diesem Zusammenhang, daß das hebräische Wort für „Angesicht" (*panīm*) einen Plural darstellt und von dem Verb *panāh* = „sich zuwenden" abgeleitet ist: das Angesicht des Menschen ist nicht statisch gesehen, es geht nicht um das Bild von ihm, sondern es geht um die Summe der „Zuwendungen", die für die Lebensbeziehungen von Bedeutung sind, also für Hören und Sagen, Sehen, Küssen, Schmecken und Riechen, für den Ausdruck von Freude, Schmerz, Trauer und Zorn (nach H. W. Wolff)[18]. Alles dies aber läßt sich, wo es zwischen Menschen geschieht, als lebendiges Kommunizieren zusammenfassen; in diesem Kommunizieren geschieht Leben. Nur durch solches Kommunizieren wird der Mensch dann im Alter lebenssatt und kann in Frieden sterben[19] – und nicht durch das Altwerden allein. Wer dagegen bei sich und für sich allein leben will, oder auch wer es aufgrund äußerer Einflüsse muß, fällt aus dem Kommunizieren heraus und damit aus dem Leben. Verfolgen wir in den Evangelien Jesu

[18] H. W. Wolff, Anthropologie des Alten Testaments, München 1973, 116ff.

[19] Das zu frühe, das unerfüllte Lebensende wurde im Alten Testament gefürchtet, vgl. H. W. Wolff, aaO., 169.

Wege, so führen sie ganz überwiegend zu solchen Menschen, die – aus welchen Gründen auch immer – an den Rand des Lebens, nämlich aus dem offenen und freien Kommunizieren mit anderen heraus, gedrängt worden sind. Er stellt zu ihnen wieder Lebensbeziehungen (zu Menschen und Gott) her. Auch mit seinen Heilungen wendet er sich nicht an Leute mit Knochenbrüchen oder ähnlichen vorübergehenden Krankheiten, sondern an solche, die ihre Krankheit am Leben mit anderen hindert: an Besessene, Aussätzige, Blinde, Lahme, Blutflüssige. Ihre Behinderungen durchbricht er, und er führt sie so wieder einem ganzheitlichen Leben in der Gemeinschaft mit anderen zu. Darüber hinaus verkündet er damit, daß Gott *niemanden* in der Isolierung haben möchte und keine Strafe rechtfertigt, die isoliert.

Die sich durch Altes und Neues Testament durchhaltende Anthropologie habe ich weiter oben „Pastoralanthropologie" genannt und wollte damit gerade das unterstreichen, was Kain für sich abgelehnt hat (1. Mose 4,9): der Mensch ist des Menschenbruders Hüter, er ist für das Leben verantwortlich, dafür also, daß eine Beziehung zu seinen Schwestern und Brüdern bleibt. Deshalb ist das pastorale Amt im Grunde und zuerst einmal kein spezielles, zu dem einige für die anderen ordiniert werden müßten, sondern die Ordination zum Hüter des Lebens erhält jeder Mensch mit der Verantwortung für seine Lebensbeziehungen, freilich: die Eltern vor den Kindern. Der Erwachsengewordene dann soll niemanden auf Erden mehr Vater nennen. Er soll *selbst* sein im Leben mit den anderen, sich hinter niemandem verbergen, weder wollen noch sollen. Vater ist für ihn wie für alle anderen nur noch einer: der himmlische (Matthäus 23,9). Die Menschen sind untereinander Brüder und Schwestern, und als solche im besten Fall Freunde[20]. Ich halte diese Einweisung in das verantwortliche Erwachsensein für revolutionär. Jesus wußte, daß wir Menschen uns niemals ohne ein gemeinsames Gegenüber als Gleiche verstehen, und zwar weder können noch werden. Und er wußte als erster, daß wir dieses gemeinsame Gegenüber wie auch das Gleichsein nur akzeptieren können, wenn uns die allen gleichermaßen geltende liebevolle Zuwendung des Vaters im Himmel sinnlos werden läßt, übereinander herrschen zu wollen. Davon allerdings, wie fühlbar Gottes Liebe auf dieser Erde für die Menschen ist, hängt dann auch ab, ob ihr Erwachsensein gelingt.

Ich sagte am Anfang dieses Abschnittes, die biblisch begründete Pastoralanthropologie sei besonders gut geeignet, Suizidalität, wie wir sie erleben und wie sie von vielen in ihrer Dynamik beschrieben worden ist, zu begreifen. Kapitel II dieses Buches wird deshalb das Gespräch mit den geläufigen Suizidtheorien im Detail führen. Zuvor aber soll meine Zuversicht, gerade von theologischer Anthropologie aus ein für Ab-

---

[20] J. Moltmann, Kirche in der Kraft des Geistes, München 1975, 134ff.

schätzung, Prävention und Therapie der Suizidalität hilfreiches Verständnis gewinnen zu können, begründet werden.

Die Bibel lehrt menschliches Leben zu verstehen als das Sein des Einzelnen in *Beziehungen* zu anderen Menschen und zu Dingen, aber eben auch zu Gott. Tod ist in der Bibel ein Stadium, in dem es keine Beziehungen mehr gibt, die den Menschen im Leben halten. Wenn Suizidalität aber das Ende einer Entwicklung ist und nicht plötzlich zustande kommt aufgrund eines freien Entschlusses, so muß nach theologischer Anthropologie mit der dynamischen Entwicklung zur Suizidalität hin eine andere Dynamik verbunden sein, die die im Leben haltenden Beziehungen des einzelnen abbaut. Anders ausgedrückt: wo sich Suizidalität einstellt als Gefährdung eines Menschenlebens durch eine selbstzerstörerische Handlung, da muß sich bereits eine bedrohliche Störung oder gar Zerstörung des unser Leben bedeutenden und zugleich erhaltenen Kommunizierens eingestellt haben. *Wachsende Suizidalität läßt sich also begreifen als prozeßhaft scheiterndes Kommunizieren*. Da aber, wo dieses Scheitern im Erleben der Menschen vollständig und deshalb unerträglich zu sein und wo keine Hoffnung auf neues Kommunizieren zu bestehen scheint, da muß die suizidale Handlung zuerst einmal als durchaus folgerichtig verstanden werden. Denn derjenige, der seine Lebensbeziehungen verliert, kann nicht mehr menschlich, sondern höchstens noch biologisch leben. Er kann also auch vom Leben (das – menschlich gesehen – ja keins oder keins mehr ist) nicht oder nicht mehr lebenssatt werden. Wer aber vom Weiterleben nicht lebenssatt werden kann, der kann auch nicht in Geduld auf den Tod warten, bis dieser kommt und an ihm handelt. Er kann also nicht sterben. Und damit ist jener Zustand erreicht, der den Suizidalen als ihre ganz spezifische Form von Ausweglosigkeit ersteht: sie haben das Gefühl und Bewußtsein, „nicht leben und nicht sterben zu können". Wo aber dieser Zustand erreicht ist und erlebt wird, drängt alles auf eine Änderung hin, denn „so kann es nicht weitergehen", „so hat das Leben keinen Sinn mehr". Für eine Änderung bleiben im Grunde nur die folgenden Möglichkeiten: Entweder ergeben sich plötzlich und wohl zumeist von außen kommend doch noch Ansätze zu neuem Kommunizieren, mit denen der Suizidale nicht gerechnet hatte; dann wird die akute Suizidalität gebannt sein. Geschieht das aber nicht, so muß der Suizidale selbst eine Veränderung vornehmen, und diese Veränderung kann nur eine rigorose sein: er sagt im Blick auf den Suizid[21]: „Ich sehe keinen Ausweg mehr." Ist ihm aber – wodurch auch immer – solch rigorose Veränderung seiner Situation verwehrt, bleiben ihm nur noch Wege übrig, die Scheinwege sind, weil sie ja theologisch-anthropologisch gesehen bereits Todeszustände schon während der Le-

[21] Vgl. A. Reiner, Ich sehe keinen Ausweg mehr. Suizid und Suizidverhütung. Konsequenzen für die Seelsorge, München-Mainz 1974.

benszeit darstellen. Wir erleben sie als totale Resignation, manchmal bis ins Irresein hinein, und oft (zugleich) als das Hineingeratensein in Suchten. Dann allerdings kann es sein, daß bei plötzlich wiedergewonnener Handlungsfähigkeit auch aus der Resignation und Sucht ein Ausweg gesucht wird, weil sie als Todeszustände unerträglich geworden sind. Und der Suizid erscheint dann sehr häufig als der einzige Ausweg.

Unser anthropologischer Ansatz besagt, daß es bei Leben immer um unsere Lebensbeziehungen geht. Andererseits, so sahen wir, ist die selbstempfundene Situation des Suizidalen die, *nicht* leben und *nicht* sterben zu können. Nehmen wir beides ernst, so ist die suizidale Dynamik kaum hinreichend verstanden, wenn sie als eine zunehmende Absage an das Leben beschrieben wird – und was hieße in solchem Satz Leben? Aber auch als eine wachsende Zusage an den Tod bzw. an das Tot-Sein läßt sich die suizidale Dynamik kaum richtig deuten und verstehen – und was hießen „Tod" bzw. „Tot-Sein" in solchem Satz? Die nominalistischen Begriffe „Leben" und „Tod" bzw. „Tot-Sein" sind, an unserem Ansatz gemessen, viel zu abstrakt, um weiterhelfen zu können. Doch es liegt nicht nur an der Abstraktheit dieser Begriffe, daß das so ist, sondern ebenso sehr daran, daß sie logisch polarisiert sind und unser Denken in – wie sich zeigt: falsche – Alternativen ziehen. Nehmen wir aber nun unseren Ansatz und die mit seiner Hilfe gewonnene Einsicht in die selbstempfundene Situation des Suizidalen ernst, so wird als Grundsatz anzunehmen sein: *Die suizidale Dynamik ist letztlich auf Lebensbeziehungen aus, die es dem Menschen erlauben, leben und sterben zu können*[22]. Das ist das Eine.

Zum anderen hatten wir gesagt, daß, sofern sich nichts von außen kommend an seiner Leidens-Situation ändert, *in* dem Suizidalen dennoch alles auf eine rigorose Änderung drängen muß. Nun sind wir in den Gedanken zum Wunsch, Indianer zu werden, bereits auf jenen Wunsch, ein anderer zu sein, eingegangen. In der Ausgerichtetheit der suizidalen Dynamik auf Lebensbeziehungen, die es erlauben, leben und sterben zu können, finden wir jenen Wunsch in einer konkreten Gestalt wieder. Denn: Lebensbeziehungen gibt es nur als soziale Beziehungen zu Menschen. Die suizidale Dynamik richtet sich zwar auf Lebensbeziehungen; doch sie schließt da, wo sie wirklich suizidal verläuft, alle sozialen Beziehungen aus. Das buchstäblich als notwendig empfundene Drängen auf rigorose Änderung führt somit in ein Anders-Sein von menschlicher Existenz. So sehr sich nach aller Erfahrung für den Suizidalen die Überzeugung einstellt, daß sowohl sein eigenes Leben als auch das Leben überhaupt sinnlos seien, so wenig werden die suizidalen Wünsche, ein ganz anderer zu sein, richtig verstanden, wo einzig an konkrete Rollen-

---

[22] Mit diesem Grund-Satz begebe ich mich in Widerspruch zur „klassischen" psychoanalytischen Theorie, wie weiter unten zu zeigen sein wird; s. u. S. 41.

wechsel oder Identitätsverschiebungen gedacht wird. Wir haben es schon gesagt: So konkret sich der „Wunsch, Indianer zu werden", auch gibt, so sehr repräsentiert er in Wahrheit jenen Wunsch nach Lebensbeziehungen in einer Existensweise, die das jetzt bekannte Menschsein hinter sich läßt. Für jedes Ein-anderer-Sein bzw. für jenes Anders-Sein gibt es natürlich eine Vielzahl von symbolischen Repräsentanzen einer traumbildhaften Existenz, die z.T. nach Alters-, Geschlechts- und Schichtzugehörigkeiten wechseln. Es ist aber zu vermuten, daß sie sich archetypisch ordnen lassen[23].

Erster Zwischengedanke: „Der Aufbruch" (F. Kafka) zu dem ganz anderen: Das Ziel als Weg

So sehr wir uns auch bemühen: es gelingt nicht nur im Kontext der Suizidalität nicht, Lebensprozesse mit den Mitteln einer formalen Logik zu begreifen. Dabei ist es ganz gleich, mit welcher Wissenschaftsgestalt sich diese Logik bekleidet. Daß der Suizidale, der nicht leben und nicht sterben kann, sich tötet, um leben und sterben zu können, kann einer formalen Logik nicht eingehen, und zwar weder im Blick auf das Ziel – von der Methode her, noch im Blick auf die Methode – vom Ziel her. Der Grund dafür ist, daß formale Logik von Polarisierungen lebt, und sie hat natürlich gerade Tod und Leben, aber auch Sterben und Leben, endgültig polarisiert. Es ist wohl allen Religionen eigen, diese Polarisierungen und semantischen Oppositionen zumindest zur relativieren, indem sie jeweils diejenigen semantischen Oppositionen und Konjunktionen benennen, die in ihrer Sicht die gegenüber den üblichen tieferen, wahren sind. Aber auch Weisheit, Philosophie und Dichtung lassen sich durchaus von diesem Bemühen her verstehen. Mit den Religionen zusammen stellen sie Metasprachen dar, in denen sowohl die der formalen Logik verbundenen Objektsprachen der Wissenschaften als auch die Umgangssprachen „besprochen", also hinterfragt werden können nach der Sinnhaftigkeit ihrer Sätze und der sie erzeugenden Grammatiken. Darum halte ich es für angebracht, auch im Rahmen einer Schrift wie dieser nicht nur theologisch-anthropologischen oder humanwissenschaftlichen Ansätzen nachzugehen. Mir liegt daran zu zeigen, daß gerade auch die Dichtung „Spuren" gefunden hat, die zum Verständnis der Suizidalität helfen, weil sie mit einem Denken vertraut machen, das die Logik nicht hinter sich zurückläßt, sondern zum Lebendigen hin über-

---

[23] Einiges davon spiegelt sich in den gesammelten Motiven wider, wie wir sie u. a. finden in den Veröffentlichungen von N. Tétaz, Du darfst leben. Der Selbstmord – seine Erklärung – seine Überwindung, Zürich 1970, 88ff; H. Henseler, aaO., 32f; F. Dubitscher, Lebensschwierigkeiten und Selbsttötung. Beratung und Vorbeugung, Stuttgart 1971, 18ff.

steigt. Mit Viktor v. Weizsäcker bezeichne ich dieses Denken darum auch nicht als a-logisch oder als un-logisch, sondern als „antilogisch“[24]. Im Antilogischen werden nämlich Linien und Dynamiken als miteinander verbunden gesehen, die gemäß einer formalen Logik nicht zusammenpassen, aber doch zusammengehören. Insofern meinen Antilogik und Komplementarität im Denken dasselbe. Antilogik und Komplementarität sind nun aber zur Beschreibung und zum Verständnis von Lebensprozessen nötig, weil die in ihnen miteinander verbundenen Dynamiken oder – einfacher – Elemente sich zueinander wie *logische* Widersprüche verhalten und doch zur Beschreibung jener Lebensprozesse nötig sind, wenn alle ihre Elemente mitgenannt und mitverstanden werden sollen.

Ich verdeutliche dies an der antilogischen Einheit von Ziel und Weg der suizidalen Dynamik. Wer suizidale Menschen verstehen und ihnen helfen will, muß diese antilogische Einheit verstehen. Nirgends finde ich diese Einheit so treffend ausgedrückt wie in Franz Kafkas Parabel „Der Aufbruch“[25]:

> „Ich befahl, mein Pferd aus dem Stall zu holen. Der Diener verstand mich nicht. Ich ging selbst in den Stall, sattelte mein Pferd und bestieg es. In der Ferne hörte ich eine Trompete blasen, ich fragte ihn, was das bedeute. Er wußte nichts und hatte nichts gehört. Beim Tore hielt er mich auf und fragte: ‚Wohin reitest du, Herr?‘ ‚Ich weiß es nicht‘, sagte ich, ‚nur weg von hier, nur weg von hier. Immerfort weg von hier, nur so kann ich mein Ziel erreichen‘. ‚Du kennst also dein Ziel?‘, fragte er. ‚Ja‘, antwortete ich, ‚ich sagte es doch: Weg-von-hier, das ist mein Ziel‘. ‚Du hast keinen Eßvorrat mit‘, sagte er. ‚Ich brauche keinen‘, sagte ich, ‚die Reise ist so lang, daß ich verhungern muß, wenn ich auf dem Weg nichts bekomme. Kein Eßvorrat kann mich retten. Es ist ja zum Glück eine wahrhaft ungeheuere Reise‘.“[26]

Im Mittelpunkt steht die antilogische Charakteristik für die „wahrhaft ungeheuere Reise“: „‚Weg-von hier‘, das ist mein Ziel“; „Immerfort weg von hier, nur so kann ich mein Ziel erreichen.“ Auf das Ziel zu führt ein Weg –, das ist logisch. Aber der Weg wird, indem ihm das Wort „immerfort“ jede Begrenzung, jedes Ende nimmt, selbst zum Ziel, das es zu erreichen gilt. Entsprechend werden alle positiven Aussagen über diese „ungeheuere“ Reise in Gestalt von Aussagen gemacht, die vom Ausgangspunkt der Reise, vom „hier“, abgrenzen. Darum kann kein Proviant ihm helfen, denn er wäre eine Rückbindung und würde außerdem das „immerfort“ dieses Weges und damit das Ziel der Reise selbst negie-

---

[24] Vgl. Chr. Link, Die Erfahrung der Welt als Schöpfung, in: M. v. Rad (Hrsg.), Anthropologie als Thema von psychosomatischer Medizin und Theologie, aaO., 73ff, hier: 92ff.

[25] In: Franz Kafka, Sämtliche Erzählungen, aaO., 321.

[26] Vgl. auch meinen Aufsatz „Zur Frage nach dem Sinn des Lebens im Zusammenhang mit der Selbstmordverhütung“, in: EvTh 35 (1975), 46ff; leicht verändert wieder abgedruckt in: E. Ringel u. a., Sucht und Suizid, Freiburg 1976, 77ff.

[27] Ph. Lersch, Wesen und Bedeutung der Antriebserlebnisse, in: H. Thomae (Hrsg.), Die Motivation menschlichen Handelns (Neue Wissenschaftliche Bibliothek 4),

ren. So geht es bei dem „Aufbruch“ um nicht weniger als um die Überwindung des Seins, wie es jetzt ist, und damit um das totale Sichhineinbegeben in das ersehnte andere. In der Tat: eine „wahrhaft ungeheuere Reise“. Niemand sonst kann den Aufbrechenden verstehen: der Knecht hat kein Signal gehört. Und das Denken der anderen reicht im übrigen so weit, sagt die Parabel, wie Reisen gewöhnlich gemacht werden: bis zu Zielen, die ein möglicher Eßvorrat rechtfertigt.

Franz Kafka hat mit dem „Aufbruch“ wohl keine Parabel über Suizidalität schreiben wollen. Ganz sicher aber trifft „Der Aufbruch“ auch die antilogische Dynamik, die den Suizidalen treibt. Von Ausnahmen abgesehen, die aber hier wie überall die Regel bestätigen[28], hört nur der Suizidale das Signal zum Aufbruch. Und nur er wählt diese tödliche Handlung, um wieder oder endlich leben und sterben zu können; um ein anderer zu sein. Allen, auch den nahestehendsten Außenstehenden, aber bleibt von der Reise nur der Anfang des Weges erkennbar, nur das „Weg-von-hier“, wo wir leben. Wer mit logischen Fragen über den Weg als Ziel hinausfragt, bleibt ohne Antwort.

Es ist nicht zu übersehen, daß Kafkas „Aufbruch“ auch helfen kann zu sagen, was die eschatologische Dimension des christlichen Glaubens und damit sein eigentlicher Kern meint. Wenn Jesus von sich sagt, er sei „der Weg, die Wahrheit und das Leben“ und niemand komme zum Vater, denn durch ihn (Johannes 14,6), so werden ebenfalls Weg und Ziel antilogisch miteinander verbunden. Gerade aber weil dieser und jener Aufbruch so nahe beieinanderliegen (z.B. auch im Verzicht auf alle Rückversicherungen in der alten Existenz), sollte es Christen nicht an Verständnis fehlen für Suizidale und Suizidäre. Und nur von solchem Verständnis her kann Suizidalen auch ein anderer Weg als Ziel für den um der Liebe willen notwendigen Aufbruch aus ihren Leiden angeboten werden.

Köln-Berlin 1971, 59f, definiert als konstitutive Wesenszüge aller Antriebserlebnisse: „Alle Antriebserlebnisse sind durchtönt von einem Noch-nicht, über das hinwegzukommen ist“ (59). Der wirksame Drang ist „ein Wegstreben von der Gegenwart“, doch zugleich das „Hinwollen zu einem Ziel“, ja „ein Auf-dem-Weg-sein“ dahin (60).

[28] Bei Doppelsuiziden z.B. bilden die Suizidanten gegenüber der Umwelt eine Einheit; von der Umwelt denken sie, sie „wußte nichts und hatte nichts gehört“ von ihren Schmerzen und von dem Ruf zum Aufbruch.

II. Suizidalität als Gegenstand des Gesprächs der theologischen Anthropologie mit den Humanwissenschaften

1. Was können Suizidtheorien leisten?

Man kann nicht sagen, daß zur Zeit ein Mangel an einleuchtenden Suizidtheorien bestünde. Jede wissenschaftliche Tagung und Debatte zeigt im Gegenteil, wie viele es gibt und mit welch unterschiedlichen Mitteln dann auch Prävention und Therapie betrieben werden sollen. Auch jene Theorie findet neuerdings wieder Anhänger, die alle wissenschaftlichen Suizidtheorien verachtet und als larmoyante Misanthropie der Menschen-Freiheit und Menschen-Würde dadurch Kränze binden will, daß sie die höchste Unfreiheit des Suizidalen, sich töten zu müssen, um leben und sterben zu können, in den Gipfel menschlicher Freiheit umdeklariert und die Mär vom Freitod wieder aufleben läßt. Von diesem Ansatz her sind natürlich Prävention und Therapie der Suizidalität nicht nur nicht sinnvoll, sondern gelten als hybride Einmischungen in die Freiheitsrechte des Individuums. Obwohl ich auch gegen eine bestimmte Form der Suizid*verhinderung*[29] argumentieren werde, halte ich die Theoriebildung für eine Pflicht der mit dem menschlichen Verhalten beschäftigten Wissenschaften, und ich sehe die Prävention und Therapie der Suizidalität als eine allgemeine Aufgabe an. Die Begründung für meine Position habe ich im I. Hauptteil gegeben: wer darunter leidet, daß er nicht leben und nicht sterben kann, so wie er lebt, sucht nach Lebensbeziehungen, in denen er das Vermißte findet. Die suizidale Handlung ist also – wenn auch mit sehr unterschiedlichen Botschaften verbunden – immer ein „Appell an die anderen", wie es Erwin Ringel formuliert hat. Diesem Appell können wir uns nicht entziehen. Der Suizidale hat zur Suizidhandlung keine Alternative, solange ihn keine Hilfe erreicht: „Ich sehe keinen Ausweg mehr" – mit diesem Ausspruch ist das, was der Suizidale erlebt, treffend beschrieben. Von dieser Ausweglosigkeit spricht im übrigen auch Jean Amérys Buch auf jeder Seite und zwischen allen Zeilen. Menschen in ausweglosen Situationen bedürfen aber der Hilfe anderer. Das ist keine Anmaßung und keine Einmischung in Freiheitsrechte, sondern die einfache Konsequenz einer biblischen Anthropologie, nach der der Mensch des Menschen Hüter ist.

---

[29] Siehe u. S. 136f.

So ernsthaft und sorgfältig nun die Theoriebildung für den Bereich der Suizidalität betrieben werden muß, so darf sie doch nicht dazu führen, daß der einzelne Mensch mit seiner ganz persönlichen Geschichte und seiner ganz persönlichen Art, das Leben und sich selbst zu erleben, hinter den Beschreibungen der „suizidalen Persönlichkeit“ verschwindet.

Diese Gefahr besteht, weil auch im Blick auf Suizidalität nur zu oft zu leicht alles Subjektive gegenüber dem gedachten „Objektiven“ als weniger bedeutend angesehen wird. Doch es geht darum, daß die Theorien als Wegweiser angesehen werden müssen, die Wege zu den einzelnen, in die Suizidalität geratenen Menschen, und zu Mitteln weisen, mit deren Hilfe neue Lebensbeziehungen zu ihnen hergestellt werden können. Und damit ist dann zugleich das Kriterium für ihre Glaubwürdigkeit genannt: die Güte von Suizidtheorien erweist sich an der Gangbarkeit der Wege, die sie zu den einzelnen Menschen und zu Prävention und Therapie aufzeigen.

Wer sich diesem Grundsatz anschließt, wird sich kaum davon überzeugen lassen, daß es *die* (einzig richtige) Suizidtheorie überhaupt geben kann. Von dem von mir dargelegten anthropologischen Ansatz aus ist Suizidalität – um noch einmal den Nestor der psychosomatischen Medizin, Viktor v. Weizsäcker, zu zitieren – als „Sozialkrankheit“[30] zu begreifen. Der ungeheuren Vielfalt der Lebensbeziehungen aber, die Menschen haben bzw. hatten, müßte eine Theorie, die umfassend sein wollte, gerecht werden. Das erscheint ausgeschlossen. Nehmen wir nun an, daß Suizidalität durch spezifische Lebensprozesse zustande kommt, so liegt es aber auch auf der Hand zu folgern, daß sie wesentlich nur durch Lebensprozesse wieder überwunden werden kann. Trifft diese Schlußfolgerung zu, und ich bin davon überzeugt, so wird andererseits auch nur ein Bündel von unter Umständen sehr verschiedenartigen präventiven und therapeutischen Maßnahmen anzuwenden sein, wenn der Suizidalität mit Aussicht auf Erfolg begegnet werden soll. Und schließlich legt es sich von unserem anthropologischen Ansatz her nahe zu sagen, daß den Versuchen zu definieren, was Suizidalität ist und was nicht bzw. nicht mehr oder noch nicht, nur ein begrenztes Interesse entgegenzubringen sein wird. Das Erleben des Nicht-leben-und-nicht-sterben-Könnens ist spezifisch genug, finde ich. Die Art und Weise, in der es sich einstellt und konkretisiert, rechtfertigt sicher, im einzelnen unterschiedliche Intentionen suizidaler Handlungen zu definieren bzw. unterschiedliche Botschaften mit diesen Handlungen ausgedrückt zu finden. Diese Intentionen korrespondieren nämlich den Lebensbeziehungen, in denen das Kommunizieren gescheitert ist, und diese Botschaften gelten denen, die am Kommunizieren beteiligt gewesen sind. Es ist auch gewiß vonnöten

---

[30] Vgl. M. v. Rad, Krankheit als psychosomatisches Problem, in: M. v. Rad (Hrsg.), Anthropologie ..., aaO., 9ff.

zu fragen, wie der Suchtkranke oder der Psychotiker mit ihrem Erleben, nicht leben und nicht sterben zu können, und mit ihrem Wunsch, ein anderer zu sein, umgehen. Entscheidend für das Verständnis der Suizidalität und suizidaler Menschen aber ist es, ob wir einen Zugang zu dem finden, was sie erleben, was sie „durchmachen". Die Beschreibung der ausweglosen Sehnsucht nach einem anderen, für sie besseren „Leben", das sich mit der suizidalen Handlung einstellen soll, sind darum gerade in ihrer Subjektivität die entscheidende objektive Gegebenheit, die zu akzeptieren ist. Von ihr her kann dann tastend weitergefragt werden nach den Ursachen (fehlgeleitete Aggressionen etc.) dafür, daß es zu Kommunikationsbeschädigungen und schließlich -zusammenbrüchen hat kommen können, so daß kein *verbales* Mittel (außerhalb einer Bildersprache) mehr zur Verfügung stand, um die Botschaft zu formulieren, die nun nonverbal als suizidale Handlung formuliert werden mußte. Die Unterscheidung zwischen einer suizidalen und einer parasuizidalen Handlung ist deshalb – so meine ich – eine Unterscheidung, die Sinn hat: die erste führt in den Tod, die andere verläuft ähnlich, führt aber nicht in den Tod. Vom Ergebnis, dem Tot-Sein bzw. dem Nicht-tot-Sein her, ist es auch sinnvoll, zu unterscheiden zwischen Suizid und Suizidversuch[31]. Und schließlich muß da, wo die unleugbare Gewaltanwendung im suizidalen Handeln ausgedrückt werden soll, zwischen phonikalen und paraphonikalen Handlungen unterschieden werden, wie ich es vorgeschlagen habe. Andere Unterscheidungen aber wie z.B. diejenige zwischen angeblich „ernsten" und „nicht ernsten" Handlungen, täuschen Objektivität vor, die am Leben und Erleben der Suizidalen vorbeigeht. Aber auch da, wo ein Unterschied gemacht wird etwa zwischen letal endenden Autoaggressionen und Handlungen, die als „Demonstrationen von Suizidabsichten" bezeichnet werden und vor die zumeist noch ein abwertendes „nur" gestellt wird, werden Leidenszustände von Menschen durch scheinobjektive Diagnosen letztlich wegobjektiviert. Die Folge davon ist, daß die wirkliche Bedrohung des Lebens nicht in den Sinn und nicht in Sicht kommt: ich meine das hilflose Unglück so unendlich vieler Menschen. Wo aber das Unglück als Bedrohung des Lebens nicht in Sinn und Sicht kommt, kommt auch das entscheidende Mittel der Suizidphrophylaxe nicht in Sicht und Sinn: das Ausbreiten und Vermehren von Glück. Es wird zu zeigen sein, daß Glück dabei keinesfalls die Abwesenheit von Leiden heißt, vielmehr gerade auch die Fähigkeit meint, mit Leiden leben und an ihnen irgendwann sterben zu können.

Was können Suizidtheorien also leisten? Es ist bei der Aufstellung von Suizidtheorien wie bei anderen Theorien auch: sie systematisieren einen

[31] Die These von Erwin Stengel, daß, wenn auch mit mehr oder minder fließenden Übergängen, Suiziden und Suizidversuchen grundsätzlich unterschiedliche Populationen zuzuordnen seien, hat mich nicht überzeugen können, vgl. E. Stengel, Selbstmord und Selbstmordversuch, Frankfurt/M. 1969, 127 u.ö.

bestimmten Erkenntnisstand, und dieser Stand der Erkenntnis verdankt sich seinerseits einem bestimmten Interesse, das den Theoretiker geleitet hat. Fragt man noch weiter, so läßt sich zu allermeist hinter dem erkenntnisleitenden Interesse auch noch ein persönliches Motiv erkennen und im besten Sinn begreifen. Nach den gerade angestellten Überlegungen können (und sollen) dann Suizidtheorien also auch sehr unterschiedliche Leistungen erbringen. Es wäre für die Verständigung wohl hilfreich, wenn die unterschiedlichen Motive, Interessenlagen und Anwendungsabsichten so gut wie möglich kenntlich gemacht würden von denen, die über Suizidalität handeln.

Für die *Motive*, die Menschen bewegen, Suizidtheorien aufzustellen, können oft nur Vermutungen angestellt werden. Darum sollen sie uns hier nicht beschäftigen. Ich kann aber aus Gruppenerfahrungen heraus, die ich bei Tagungen der „Deutschen Gesellschaft für Selbstmordverhütung" gemacht habe, nur empfehlen, die Frage nach den persönlichen Motiven im Gespräch der Theoretiker nicht auszuklammern. Es tut wohl der Wissenschaftlichkeit unserer Arbeit keinen Abbruch, wenn Suizidforscher sich eingestehen, daß ihre Mitwirkung in der Suizidverhütung oft mit einem symbolischen Kampf gegen den von ihnen selbst als Feind und Bedrohung empfundenen Tod verbunden ist und manchmal auch mit dem Kampf gegen eine eigene, gelegentlich ängstigende Suizidalität. Erschreckende Erfahrungen im Kreis der Nahestehenden kommen hinzu.

Die *Interessen* derer, die sich mit der Suizidalität befassen, sind vielfältiger Art. Sehr oft ist das Forschungsinteresse mit der *Absicht* identisch, die zu findenden Erkenntnisse präventiv oder therapeutisch zu nutzen. Solch pragmatisches Interesse ist durchaus gerechtfertigt, wenngleich ganz und gar nicht voraussetzungslos. Wer forscht und Theorien aufstellt, um Suizidalen therapeutisch zu helfen und um der weiteren Verbreitung von Suizidalität vorzubeugen, teilt bereits die Grundeinstellung, daß Suizidale ein Recht auf Hilfe, oder wie ich es sage: auf neue Lebensbeziehung, haben, und daß Suizidalität, weil sie das Leben betrifft, nicht als individualistisches Problem gesehen werden darf.

Anders sieht es aus – und auch diejenigen, denen daran gelegen ist, sollten ihr Interesse äußern –, wo die Suizidalität zu rein statistischen Zwecken beobachtet wird; wieder anders, wo die Statistiken der Suizide und Suizidversuche, aber auch zufällig vorliegende Daten aus Fallbeispielen, nur benutzt werden, um bestimmte volksmäßige, politische, berufliche, religiöse etc. Zugehörigkeiten als scheinbar anderen überlegen auszuweisen; wieder anders ist es, wo die Suizidalität innerhalb schon bestehender wissenschaftlicher Theorien – wie beispielsweise der Depressions- oder auch der Aggressionstheorie – als Element eines größeren Ganzen untergebracht werden soll und wo Anwendungen dieser Erkenntnisse – außer im innerwissenschaftlichen Gespräch – gar nicht beabsichtigt sind. Es zeigt sich in unserem Bereich wie in vielen anderen auch, daß von solcher Integration auch dann wichtige Impulse ausgehen, wenn nur einzelne Elemente der Suizidalität überhaupt erfaßt worden sind, weil das Instrumentarium für die jeweils anderen nicht sensibel (genug) ist.

Ich gehe davon aus, daß keine Wissenschaft ein Monopol für die Beschäftigung mit der Suizidalität hat. Oder anders gesagt: Meine Hoffnung geht dahin, daß aus dem Gespräch – z.B. der theologischen Anthropologie mit den übrigen Suizidalitätstheorien – der größte Nutzen für die Abschätzbarkeit, Prävention und Therapie der Suizidalität zu ziehen sein wird, auch dann, wenn das Gespräch sehr kritisch erfolgt. Wichtig scheint mir nur, daß bei diesem Gespräch nicht vorschnell harmonisiert wird und jeder so gut wie nur möglich bei seinem „Leisten" bleibt. Aus der Vielzahl der beobachteten Mosaiksteine kann sich so ein Erkenntnis und Praxis förderndes und vermittelndes, langsam wachsendes Bild ergeben. Es zeigt: ein *Leid*bild von uns Menschen, das so manche großen Leitbilder mit Bitterkeit betrachtet. Erst wenn sich uns jenes Leidbild eingeprägt hat, können wir auch anfangen, die krankmachenden Leitbilder zu verabschieden. Eins dieser falschen Leitbilder verbindet sich mit dem kostbaren Gut der menschlichen Freiheit. Davon soll das nächste Kapitel handeln.

2. Das allmähliche Ende der Hypothese vom „Bilanz-Selbstmord" als Chance, das Denken über Suizidalität zu rehumanisieren

Bei der Beschäftigung mit der Frage, welche Begrifflichkeit im theologischen und anthropologischen Rahmen angemessen sei, sind wir auf ein altes und sehr absichtsvolles Interesse daran gestoßen, von „Selbstmord" bzw. „Selbstmördern" oder aber auch von „Freitod" zu sprechen: Wer etwas wie Mord oder Tötung „selbst" und „frei" tut, den kann ich ganz bei seiner Tat behaften, ja sogar und letztlich konsequent *verhaften*, wenn dieses Töten oder Morden als widerrechtlich und der Strafe „würdig" gilt. Die englischen Gesetze haben entsprechend diesem Ansatz bis in die Zeit nach dem 2. Weltkrieg hinein Menschen, die eine suizidale Handlung überstanden hatten, mit Strafe belegt.

Ganz auf der so gekennzeichneten Linie lag auch die Rede vom „Bilanz-Selbstmord"[32]. Die mit ihr verbundene Hypothese besagt, suizidale Handlungen würden vollzogen von Menschen, die zu irgendeinem Zeitpunkt über ihr Leben nachdenken, dabei Bilanz ziehen und zu dem

[32] Es wäre nicht sinnvoll, für diese Hypothese irgendeinen Autor namhaft zu machen, denn es handelt sich bei ihr mehr um ein allgemein-weltanschauliches bzw. religiöses Produkt, wie wir gesehen haben (s. o. S. 21).

Schluß kommen, es lohne sich nicht oder sei verpfuscht, auf jeden Fall nicht wert, fortgesetzt zu werden. Der Anlaß zum Ziehen der Bilanz könne dabei als frei gewählt oder auch als aufgezwungen gedacht werden, z.B. nach einer aufgedeckten Straftat oder dergleichen. Nun gibt es Gründe, die die Hypothese vom „Bilanz-Selbstmord" auf den ersten Blick einleuchten lassen. Ich bemühe mich im folgenden, sie zu nennen, doch zugleich, sie zu widerlegen. Denn ich bin davon überzeugt, daß es an der Zeit ist, dieser Hypothese als einer Erklärung von Suizidalität den Abschied zu geben.

a) Oftmals finden suizidale Handlungen an Lebenszeitpunkten statt, die erkennbar durch ein persönliches Scheitern des Suizidalen in der Ehe, im Beruf oder anderswo gekennzeichnet sind. Die Hypothese besagt dann, mit diesem Scheitern sei das SOLL-Konto so gigantisch geworden, daß das Leben beendet werden mußte. – Stimmte dieses Argument, müßten sich alle Geschiedenen, Arbeitslosen usw. töten. Da das aber nicht zutrifft, müssen wir entgegen der Hypothese fragen, warum sich der eine nach Scheidung, Entlassung usw. suizidiert, der andere aber nicht. Die Bilanz-Selbstmord-Hypothese gibt jedenfalls auf diese Frage keine Antwort.

b) Es gibt Äußerungen von Todkranken oder von Menschen, die von ihrer Krankheit in ein langes Siechtum gezwungen werden, sie wären lieber (schon) tot, und gelegentlich erfahren wir auch von Suiziden Todkranker. Solche Verzweiflung erscheint uns einleuchtend, und weil wir da mitfühlend sein wollen, gestehen wir diesen Menschen ihren Todeswunsch zu, gewissermaßen in einem Akt der Barmherzigkeit. Die Debatte um die Euthanasie hat dieses und andere Motive ausführlich vorgebracht. – Es ist sicher richtig, daß einem Schwerstkranken, in seinen Lebensäußerungen behinderten Menschen das Leben nun nicht mehr lebenswert erscheint. Doch auch hier gilt: Krankheit und Siechtum werden von dem einen ertragen und durchlitten und vom anderen nicht. Die Hypothese vom „Bilanz-Selbstmord" vermag auch hier nichts zwingend Einleuchtendes zu sagen.

c) Vor allem scheint für die Bilanz-Selbstmord-Hypothese aber zu sprechen, daß sehr häufig Abschiedsbriefe gefunden werden. Da diese Briefe auch Argumente enthalten, die darauf schließen lassen, die suizidale Handlung sei „überlegt" worden, werden solche Briefe und eben jenes Überlegen und Argumentieren stets dort als Beweise angeführt, wo Menschen ein Interesse daran haben, den Suizidalen bei seiner Handlung zu behaften oder seine Freiheit zu betonen. – Indes kenne ich keinen einzigen Abschiedsbrief, der davon gesprochen hätte, daß der Schreiber in *Freiheit* nachgedacht und wirklich Alternativen zum Suizid dabei erwogen und dann abgelehnt hätte. In den mir bekannten Abschiedsbriefen geht es vielmehr bei allem Argumentieren darum aufzuzeigen, daß es gar keine Alternative zur suizidalen Handlung gäbe; *mit anderen Worten: die Suizidalität drängt sich auf und zieht den Menschen in ihren Bann, sie nimmt ihm seine Freiheit.* Daß es solche Briefe gibt, spricht nicht für eine Bilanz-Selbstmord-Hypothese, sondern eher dafür, daß Menschen sich zu einer Handlung gedrängt fühlen, von der sie annehmen müssen, daß ihre Umgebung sie nicht oder doch nicht differenziert genug versteht, und die deshalb einer begleitenden Erklärung bedarf. Sehr oft enthalten diese Briefe auch die Bitte um Schuldvergebung, da die Suizidalen ahnen, was ihr Tod auslösen wird bzw. würde. Doch der Sog der Suizidalität ist so groß, daß auch der Gedanke, schuldig zu werden, keinen Widerstand mehr organisieren kann.

d) Zustimmung zur Bilanz-Selbstmord-Hypothese ist in uns aber wohl auch genährt worden durch bestimmte Klischees von „typischen" Fällen, die durch Bücher und Filme, aber auch durch Pressemeldungen verbreitet worden sind und weiter verbreitet werden. Da ist der Offizier, den seine entdeckte Homosexualität nicht mehr leben läßt; da ist die Ehebrecherin, die sich vergiftet, als sie ein Kind vom Liebhaber erwartet; da sind die Imitatoren des jungen Werther, die sich aus Liebeskummer töten; da sind all die guten Bürger, die sterben wollen, weil ihnen die Schulden über den Kopf gewachsen sind. Da sind also vielerlei Einzelschicksale, die uns vorgeführt worden sind, erfundene und schnell berichtete, deren Suizid(-versuch) uns einleuchtend erschien. – Nie haben wir aber darüber nachgedacht, daß diese uns erreichenden Berichte ja bereits so abgefaßt sind, daß sie als idealtypisch für die Bilanz-Selbstmord-Hypothese erscheinen müssen. Und stets werden uns keine wirklichen „Schicksale", also Lebensverläufe genannt, die der psychosozialen Entwicklung, den Lebensbeziehungen und ihren Zusammenbrüchen, nachgehen. Stets werden uns nur die unmittelbar der suizidalen Handlung vorausgehenden *Situationen* genannt, also die auslösenden Elemente und nicht die Ursachen der Suizidalität. Diese bleiben bei jenen Klischees ja auch notwendig unberücksichtigt; denn wieder gilt ja: nicht jeder entdeckte homosexuelle Offizier, nicht jede vom Geliebten schwangere Ehefrau, nicht jeder in Liebeskummer Geratene oder auch nicht jeder Verschuldete bringt sich um. Daß wir diese Klischees früher trotzdem so gerne angenommen haben und noch heute als Vorurteil in Gesprächen finden, hat sicher nichts damit zu tun, daß suizidale Handlungen im allgemeinen Ergebnisse eines freien Bilanzziehens wären. Eher ist daran zu denken, daß wir selbst die erwähnten Situationen als überaus schwierig empfinden oder als Krise selbst einmal durchlebt und an eine suizidale Handlung gedacht, sie aber nicht ausgeführt haben. Weil wir und wenn wir uns selbst aber den Suizid nicht als eine Lösung in den Krisen des Lebens zugestehen, sind wir auch nicht bereit, von zuerst einmal vorhandenem, dann aber schnell verdrängtem Mitgefühl her milde und verständnisvoll zu urteilen. Denn solches Mitgefühl widerspricht der eigentlichen Intention der Bilanz-Selbstmord-Hypothese.

Diese Intention zielt nicht nur dahin, den Suizidalen bei seiner Handlung selbstverantwortlich zu behaften, sondern gibt uns zugleich auch eine Möglichkeit, alle Mitverantwortung der Nahestehenden abzuschütteln bzw. das Fragen danach gar nicht erst aufkommen zu lassen.

Wem nun meine Argumentation nicht einleuchten will, der bedenke ein paralleles Verhalten von uns: Wir haben ja alle schon einmal von einem Menschen gesagt oder gedacht: „Den würde ich am liebsten umbringen." Wir müßten also mit dem Mörder mitfühlen können. Wir tun es aber nicht oder doch nur in solchen Fällen, wo Menschen z. B. zu Mördern an ihren grausamen Peinigern geworden sind. Von solchen Ausnahmen aber abgesehen gilt die Verurteilung. Etwas anderes ist hinzuzunehmen. Die grausamen Strafen für Suizidäre (Verweigerung der letzten „Ehre", Zurschaustellung der Leiche usw.) und ihrer Angehörigen (Erbunfähigkeitserklärung) stammen ganz überwiegend aus einer Zeit, in der das Leben auf Erden als „Jammertal", als Qual und Last, als einziges Muß, verstanden und alle Hoffnung auf das Leben im Jenseits gerichtet wurde. So traf den Suizidär auch deshalb der allgemeine Haß und Zorn, weil er es sich erlaubte, dem Leben mit seinen Schwierigkeiten zu entfliehen, während die anderen alle dieses ungeliebte Leben weiterführen mußten. Die kirchlichen Sanktionen wie z. B. die später noch zu behandelnde Verweigerung einer kirchlichen Bestattung, sorgten dafür, daß die Suizidäre nicht zu viele Nachahmer fanden.

Nicht nur wegen ihrer logischen Widersprüche ist die Bilanz-Selbstmord-Hypothese als (allgemeine) Suizidtheorie untauglich. Auch von unserem theologisch-anthropologischen Ansatz her ist sie mehr als unwahrscheinlich. Gerät der Suizidale nämlich durch die sich häufenden Kommunikationszusammenbrüche aus seinen Lebensbeziehungen heraus, so gerät er ja gleichzeitig in ein sich mehr und mehr manifestierendes Todesstadium der Verhältnislosigkeit hinein. Dieses Todesstadium wird erlebt als totaler Sinnverlust – und stellt ein unterträgliches Leiden dar. Um (wieder) leben und sterben zu können, muß sich der Suizidale töten. Seine Handlung ist also weniger ein bilanzierendes, abschließendes Handeln[33], als vielmehr und zuerst ein zielgerichteter „Aufbruch", jenes „Weg-von-hier", bei dem Weg und Ziel identisch werden auf der Suche nach neuer Lebensbeziehung.

Doch hat die Bilanz-Selbstmord-Hypothese auch gegen sich, daß in ihr die Rolle ganz wesentlich überschätzt wird, die dem freien Willen zukommt. Es ist anzunehmen, daß auch diese Fehleinschätzung auf das Interesse an der Alleinverantwortlichkeit des Suizidalen für seine Tat zu-

---

[33] *Nicht* bestritten werden soll dagegen, daß der Suizidale in der als ausweglos erlebten Situation eine *Augenblicksbilanz* zieht bzw. durch die spontan aufgebrochene Attraktivität der suizidalen Handlung in eine solche Augenblicksbilanz der Sinnlosigkeit *hineingezogen wird*. Aber auch damit wird nichts daran geändert, daß sich die suizidale Handlung eben nicht als etwas einstellt, was ein *frei bilanzierendes* Nachdenken abschließt.

rückzuführen ist; nur durch sie konnte das Fragen nach einer Mitverantwortung der anderen unterbunden werden.

Der entscheidende Grund dafür aber, der Bilanz-Selbstmord-Hypothese den Abschied zu geben, ist die mit diesem Abschied verbundene Chance, das Reden über Suizidalität wieder menschlich werden zu lassen. Hier liegt auch mein Interesse als Autor in dieser Auseinandersetzung. Die Rehumanisierung ist nach Auffassung vieler nämlich nur zu erreichen, wenn der Sozialcharakter der Suizidalität erkannt und anerkannt wird, wenn also nicht an den Symptomen des einzelnen herumgerätselt und -therapiert, sondern nach den Ursachen dafür gefragt wird, daß die Lebensbeziehungen dieses Menschen zu und von anderen Menschen zerbrachen. Diese Fragen sind dann mit Notwendigkeit nicht nur dem Suizidalen zu stellen, sondern auch den Menschen, mit denen der suizidal Gewordene es zu tun hatte. Genauso notwendig ist aber auch nach jenen anthropologischen und sozialpolitischen Leitbildern zu fragen, denen sich Selbstanforderungen und Selbstgefühl der einzelnen und der Gruppen, aber auch die Spielregeln für das private und öffentliche Kommunizieren, verdanken.

3. *Suizidtheorien, theologisch-anthropologisch verstanden*

Das Gespräch mit den Humanwissenschaften orientiert sich an den geläufigen Theorien, die zur Entstehung der Suizidalität aufgestellt worden sind. Nun ist dieses Buch nicht an einer wertfreien Forschung interessiert – wenn es so etwas überhaupt geben sollte –, sondern vor allem daran, was es an Möglichkeiten gibt, Menschen *ohne Zwang* im Leben zu halten. Es geht also um Prävention und Therapie. Doch genauso wichtig ist die andere Frage, welche Möglichkeiten es gibt, Suizidalität abzuschätzen, also ihr Vorhandensein überhaupt, insbesondere aber Voraussetzungen dafür zu diagnostizieren, daß sie lebensbedrohlich wird. Denn wie gut eine Suizidtheorie ist, zeigt sich daran, was sie zur Abschätzung der Suizidalität beiträgt. Antworten auf die Frage nach den Ursachen und der Dynamik der Suizidalität werden heute von mehreren Teilbereichen der Humanwissenschaften angeboten. Ich werde mich auf tiefenpsychologisch-psychodynamische, psychiatrische und soziologische Untersuchungen beschränken.

a) Psychoanalytische Theorien

– *S. Freud/ K. Abraham*[34]: Das „Wir“ stirbt durch Mord und Sühne-Suizid

[34] S. Freud, Zur Einleitung der Selbstmorddiskussion. Schlußwort der Selbstmorddis-

Auch am Anfang der psychoanalytischen Erforschung der Suizidalität stehen Bemerkungen von Sigmund Freud. Wie Heinz Henseler festgestellt hat, verschmolzen sie zusammen mit den Arbeiten von Karl Abraham zur „klassischen“ psychoanalytischen Theorie der Suizidalität. In ihrem Mittelpunkt steht die Aggressionsproblematik, und damit ein soziales Phänomen: „Auf einen Objektverlust (dieser Begriff wird sehr weit gefaßt und meint nicht nur den tatsächlichen Verlust einer Beziehungsperson, sondern auch Enttäuschungen über sie u. ä.) reagiert der zur Depression Disponierte zunächst mit einer ‚Welle des Hasses‘ .... Dieser Haß muß aber sofort abgewehrt werden, da der Betreffende auf das Objekt nicht verzichten kann“[35], weil dessen Liebe ihm lebenswichtig ist. So wehrt er sich nicht, indem er die sich ihm entziehende Person angreift. Er begnügt sich vielmehr damit, daß er sich innerhalb seiner selbst mit dem „Bild“ jener Person, mit der von ihr einverleibten Vorstellung, aggressiv auseinandersetzt. Übertragen gesagt: er frißt das „Objekt“ auf, in sich hinein und schützt es so in der Realität vor Schaden. Seine Aggressionen sind aber nicht zur Ruhe gekommen, sondern wenden sich vielmehr mit der alten Heftigkeit gegen das internalisierte Objekt im Selbst. Und da nun keine sozialen Hemmungen mehr zu überwinden sind, kann das Objekt im Selbst getötet werden, wenn auf dem Nährboden der Introjektion des gehaßten Objekts eines Tages Kränkungen auftreten, die das bis dahin mühsam aufrechterhaltene Verdrängungsgleichgewicht ins Wanken bringen: „Kein Neurotiker verspürt Selbstmordabsichten, der solche nicht von einem Mordimpuls gegen andere auf sich zurückwendet.“[36] Aufgrund einer bei Suizidalen besonders ausgeprägten Über-Ich-Bindung[37] verlangt diese intrapsychisch verlaufende Tötung als Blutschuld eine Sühne, und diese Sühne leistet der Suizidale im Suizid durch seinen eigenen Tod. Mord und Selbsttötung verbinden sich nach dieser Theorie als ein doppelter Bestrafungsakt zur suizidalen Handlung.

Von unserem theologisch-anthropologischen Ansatz her läßt sich die Freud-Abrahamsche Theorie so verstehen: Was in der Theorie als „Objektverlust“ bezeichnet wird, bedeutet, daß Beziehungen, an denen das Leben des später Suizidalen hing, zerstört wurden. Dieser Beziehungsbruch geht in der Einschätzung des Suizidalen von dem anderen Menschen aus. Dieser zerstört damit aber jene Lebenseinheit, das „Wir“, in dem allein sich der Mensch bisher sein Leben vorstellen konnte. Ohne

---

kussion, GW VIII, 61–64; ders., Trauer und Melancholie, GW X, 427–466; K. Abraham, Versuch einer Entwicklungsgeschichte der Libido, Wien 1924. Vgl. dazu auch H. Henseler, aaO., 60ff.

[35] H. Henseler, aaO., 61.

[36] S. Freud, Trauer und Melancholie, aaO., 438f.

[37] H. Henseler, aaO., 46f.

die Beziehung zu dem anderen kann er nicht leben und nicht sterben; er gerät in Verlassenheitsangst, und aus der Angst in Haß auf den, der ihn ausgestoßen, isoliert hat. Um den im Grunde ja geliebten Menschen vor dem realen Haß zu schützen, wird die soziale Interaktion ersetzt durch eine *Scheinkommunikation* in der Psyche des Suizidalen, und hier kann nun dem Haß freier Lauf gelassen werden. Mit dem Haß auf den geliebten Menschen beteiligt er sich nun selbst am Abbau seiner alten Lebensbeziehung. Soweit können wir Freud-Abraham folgen. Eine Möglichkeit aber, wieder leben und sterben zu können, um die es dem Suizidalen nach unserem theologisch-anthropologischen Ansatz geht, spielt nach der Freud-Abrahamschen Konzeption keine Rolle als Handlungsmotiv. Dahin kann ihn nur jener suizidale Aufbruch führen, wie wir ihn beschrieben haben.

Wir können von unserem Ansatz her also nicht die ganze Freud-Abrahamsche Theorie abdecken. Insbesondere fehlt ein Zugang zu jenem Teil, der von der selbstzerstörerischen Autoaggression *als der Sühne für die Blutschuld* handelt. Denn die suizidale Handlung gipfelt nach unserem Verständnis ja nicht in einer rückwärtsgerichteten Bereinigung von Problemen, so daß sie zu einem Endpunkt nicht nur wird, sondern auch werden sollte. Sie erhält ihre Antriebskraft vielmehr aus dem Wunsch, *neue* Lebensbeziehung zu finden. Dieses wesentliche Element fehlt in der „klassischen" psychoanalytischen Suizidtheorie aber ganz. Die aggressive Gewaltsamkeit allein, also ohne den ihr von Freud-Abraham zugesprochenen Sühne-Charakter, können wir dagegen auch von unserem Ansatz her begreifen: als jene notwendige rigorose Veränderung, auf die alles im Suizidalen drängt und die er selbst herbeiführen muß, wenn sich von außen keine neue Lebensbeziehung ergibt.

– *E. Ringel/ H. Henseler*[38]: Suizidalität als Ausweg aus der Sackgasse, in die ein zur ständigen Kränkung gewordenes Leben führte

Im Vordergrund der Theoriedebatte stehen zur Zeit die Ergebnisse der tiefenpsychologisch-psychoanalytisch geführten Untersuchungen vor allem von Erwin Ringel und Heinz Henseler. Ringel hat in dem von ihm so genannten „Praesuizidalen Syndrom" ein psychisches Stadium beschrieben, wie es – so seine These – vor jeder Suizidhandlung zu diagnostizieren sei. Es ist gekennzeichnet durch

---

[38] E. Ringel, Der Selbstmord; Abschluß einer krankhaften Entwicklung, Wien/Düsseldorf 1953; ders., Neue Untersuchungen zum Selbstmordproblem, Wien 1961; ders., Über Selbstmordversuche von Jugendlichen, in: Ch. Zwingmann (Hrsg.), Selbstvernichtung, Frankfurt/M. 1965; ders., Selbstmordverhütung, Bern-Stuttgart-Wien 1969; ders., Selbstmord – Appell an die anderen, München-Mainz 1974. Die Reihenfolge der Ele-

1. einen Stau der Aggressionen gegen Bezugspersonen; dieser Stau ist aufgrund der Bindung an ein rigides Über-Ich zustande gekommen. Die Aggressionen, die aber doch abgeführt werden müssen, kehren sich in ihrer Richtung um, gegen die eigene Person; es handelt sich bei Punkt 1 also um die Anknüpfung an Freud und Abraham.

2. gehört zum praesuizidalen Syndrom als seine Basis die psychische und situative Einengung: der Suizidale hat sich in seiner verhängnisvollen Tendenz zur ‚Lebensverunstaltung' mehr und mehr zurückgezogen[39]; dem lange eingebildeten Verlassensein entspricht nun auch ein tatsächliches; sein Denken und Fühlen kreist nur noch um sich; er fühlt sich umzingelt, ohnmächtig; nur der Suizid scheint sich als Ausweg anzubieten; der Suizidale entwickelt eine unheimliche Ruhe, die seine Umgebung gerade jetzt keine Gefahr erkennen läßt;

3. werden im Stadium des praesuizidalen Syndroms Suizidphantasien entwickelt: außer um sein Selbst kreisen die Gedanken nur noch um die Art und Weise, wie der Suizid vollzogen werden kann; es sind sich aufdrängende Gedanken[40].

Ergänzt und wesentlich weitergeführt worden sind Ringels Ergebnisse durch Henselers[41] Arbeiten, die ihrerseits die Studien von Sigmund Freud[42] und Heinz Kohut[43] zum Narzißmusproblem weiterführen. Henseler charakterisiert die suizidale Persönlichkeit wie folgt:

1. „Der zur Selbstmordhandlung neigende Mensch ist eine in ihrem Selbstgefühl stark verunsicherte Persönlichkeit." Diese Verunsicherung rührt aus der frühen Kindheit her, in der es zu einer narzißtischen Fehlentwicklung gekommen sein muß. Das heißt genauer: die Selbstwerteinschätzung konnte sich nicht realitätsgerecht entwickeln bzw. einregulieren, so daß sie vielmehr ständig „zwischen (meist im Vordergrund stehenden) Minderwertigkeitskomplexen und (meist geheim gehaltenen

---

mente des „präsuizidalen Syndroms" wird von Ringel im allgemeinen mit der „Einengung" begonnen. Ich habe die Reihenfolge hier geändert, um die Beziehung zur Freud-Abrahamschen Konzeption zu unterstreichen. Henselers Monographie habe ich schon genannt (Anm. 7). Ferner: Theorien zur Psychodynamik der Suizidalität, in: WzM 26 (1974), 196ff; Die Interaktionsbeobachtung als diagnostische und therapeutische Chance bei Suizidgefährdeten, in: E. Ringel u. a., Sucht und Suizid, aaO., 61ff; Die Bedeutung von narzißtischen Kränkungen für die Entstehung der Suizidalität, in: Suizid und Suizidversuch. Hilfen für Suizidgefährdete, = Themaheft der Zeitschrift „Caritas" 79 (1978), 117–121. Dort ist weitere Literatur genannt.

[39] Dieser Rückzug betrifft nicht nur das Verhältnis zu Menschen, sondern auch zu Werten und lieben Gewohnheiten.

[40] Man hat sich ungefähr vorzustellen, daß die zu Instrumenten der suizidalen Handlung werdenden Gegenstände oder Gelegenheiten von selbst eine Botschaft aussenden, die zur suizidalen Handlung einlädt.

[41] Die Zitate beziehen sich auf die Veröffentlichung von Henseler in WzM, aaO., 204.

[42] S. Freud, Zur Einführung des Narzißmus, GW X, 137–170.

[43] H. Kohut, Narzißmus. Eine Theorie der psychoanalytischen Behandlung narzißtischer Persönlichkeitsstörungen, Frankfurt/M. 1975.

oder gar unbewußten) Größenphantasien" schwankt. Der Suizidale weiß nicht, wer er ist.

2. Wesentliches Kennzeichen dieser narzißtischen Fehlentwicklung sind rein narzißtische Objektbeziehungen: Menschen werden nicht geliebt um ihrer selbst willen, sondern als narzißtische Objekte benutzt; sie sind lediglich von Bedeutung, wie und solange sie beim später Suizidalen die Mängel an Selbstwertgefühl durch ihre Zuwendung kompensieren.

3. Da aber kaum ein Mensch in der Lage ist, ständig Liebe zu geben, ohne selbst als Person geliebt zu werden, münden menschliche Beziehungen, die lediglich zur Kompensierung des tief verunsicherten Selbstwertgefühls nur *eines* der Partner dienen, notwendig in die Katastrophe: der nicht um seiner selbst willen geliebte Mensch muß irgendwann die an ihn gerichteten Erwartungen enttäuschen. Der narzißtisch Gestörte aber erlebt jeden Liebesentzug oder auch nur jedes berechtigte Drängen des Partners auf Gegenliebe, aber erst recht den Verlust bzw. Tod narzißtisch geliebter Objekte mit dem Gefühl der Bedrohung, in einen Zustand totaler Verlassenheit zu geraten, ja als Kränkung. Und er braucht nun vermehrten Schutz für sein gekränktes Selbst.

4. Um solchen Schutz zu bekommen, reagiert er zunächst mit verstärkter Realitätsverleugnung und Idealisierung seiner selbst: er bildet sich eine Größe ein, die außer ihm natürlich niemand erkennt.

5. Da dieser Schutz sich bald als unwirksam erweist, werden Regressionsmechanismen in Gang gesetzt, die bis zu Phantasien vom Rückzug in einen harmonischen Primärzustand, in ein wie (vermutlich) ehedem im Mutterleib erlebtes Geborgensein, reichen. Heinz Henseler schreibt dazu: „Indem er diese Phantasien agiert, kommt er der drohenden narzißtischen Katastrophe aktiv zuvor und rettet für sein Empfinden sein Selbstgefühl. Er verzichtet zwar auf seine Individualität zugunsten einer Verschmelzung mit einem diffus erlebten primären Objekt, gewinnt aber Sicherheit, Geborgenheit, Ruhe und Seligkeit." Und irgendwann wird das Agieren dieser Phantasie dann dem Leben in den sozialen Bezügen überhaupt vorgezogen, weil diese das Selbstwertgefühl ja weiter kränken: die suizidale Handlung ist da.

6. Mit der Selbstwertproblematik kann auch nach Henseler ein Aggressionskonflikt verbunden sein, jedoch nur als sekundäres Element.

Ringels und Henselers Untersuchungen lassen sich durchaus miteinander verbinden. Zwar werten sie den Aggressionskonflikt unterschiedlich, doch die schon von Freud als ausreichende Ursache für das Erscheinungsbild der Melancholie bzw. Depression[44] angesehene „rein narzißtische Ich-Kränkung"[45] führt in der Konsequenz genau zu dem, was

---

[44] Vgl. H. Pohlmeier, Depression und Selbstmord. Eine kritische Information, München 1971.

[45] H. Henseler, aaO., 70 (Narzißtische Krisen).

Ringel „Einengung“ im Psychischen und Situativen nennt und was bei Henseler in der Rückzugstendenz des Suizidalen, die die Kränkungen beenden soll, wiederkehrt. Schließlich sind die von Ringel genannten Suizidphantasien mit Henselers These von den Verschmelzungsphantasien unschwer zur Deckung zu bringen. Aus der genannten psychoanalytisch betriebenen Suizidforschung aber ist *das* Ergebnis von grundlegender Bedeutung, daß *die suizidale Neigung Folge eines sozialen, eines Interaktionskonfliktes ist, bei dem die Selbstwertregulation betroffen wird und auf Dauer instabil bleib – was vom Suizidalen je länger je mehr als unerträgliches Leiden erlebt wird*[46].

Abschätzbarkeit, Prävention und Therapie sind gebunden an eine Analyse der Interaktionen zwischen dem Suizidalen und seinen Bezugspersonen. Wichtige Indizien für die Abschätzung der Suizidgefahr liefert die Erhebung des Grades latenter Kränkbarkeit und tatsächlichen Gekränktseins durch Interaktionsprozesse.

Die Theorien von Ringel und Henseler lassen sich – abgesehen von der Autoaggressions- als Sühnetodproblematik, die Ringel von Freud-Abraham übernommen hat – im Rahmen unseres theologisch-anthropologischen Ansatzes gut verstehen. Die psychische und situative Einengung, von der Ringel spricht, ist weitgehend identisch mit Stadien, die der narzißtisch Gekränkte auf dem Weg seiner Regression erreicht. Und hier ereignet sich nach unserem Ansatz in der Tat eine „Lebensverunstaltung“ (Ringel), wenn auch gewiß nicht als etwas, was der Suizidale willentlich steuern könnte: vielmehr verunstaltet sich das Leben in den Beziehungen zu anderen Menschen für das Erleben des Suizidalen zu einer permanenten Kränkung (Henseler) und verliert so alles Lebenswerte. Wieder – und auch diesmal über den Weg der Regression – ersetzt der Suizidale mehr und mehr die tatsächliche Kommunikation in den sozialen Beziehungen durch Scheinkommunikationen, die er intrapsychisch führt. Am Ende dieser Entwicklung steht mit der suizidalen Handlung der Verzicht auf die Individualität eines selbständigen Menschen; doch mit dem suizidalen Aufbruch soll eine symbiotische Lebensbeziehung erreicht werden, die das Selbst vor jeder Kränkung bewahrt und deshalb verspricht, den Suizidalen endlich leben und sterben lassen zu können.

Der Vorzug der Henselerschen Theorie liegt darin, daß sie in der Lage ist, den theologisch-anthropologischen Ansatz zu erweitern. Mit dem Element der narzißtischen Kränkung erhalten wir nämlich eine Bestätigung dafür, daß mit der dynamischen Entwicklung zur Suizidalität hin eine andere Dynamik verbunden sein muß, die die im Leben haltenden Beziehungen des einzelnen beeinträchtigt und schließlich zerstört, so daß sich der Suizidale psychisch und situativ eingeengt erlebt und keinen Ausweg mehr weiß als den Suizid (Ringel). Was wir als Kommunika-

---

[46] H. Henseler, aaO., 61ff (Interaktionsbeobachtung).

tionszusammenbrüche verstehen, die sich prozeßhaft vollziehen, können wir mit der Theorie von der narzißtischen Kränkung erklärend verbinden: wo Lebensbeziehungen zu einer permanenten Kränkung für einen der Beteiligten werden, geht ihnen je länger je mehr diejenige Qualität verloren, um die es zuerst geht: daß sie Beziehungen sind, die um ihrer selbst willen im Leben halten, weil sie Leben bedeuten, die also den Beteiligten die Möglichkeit geben, leben und irgendwann auch lebenssatt sterben zu können. Der in seinem Selbstwerterleben ständig Gekränkte hält das, was ihm „vom Leben bleibt", nicht aus und leidet wie der Erstickende, der nicht mehr genügend Luft bekommt. Im suizidalen Aufbruch da heraus verbinden sich Weg und Ziel, um das Selbst zu retten (Henseler).

Auch die Suizidphantasien, die bei Ringel und Henseler genannt werden, passen zu unserem Konzept: sie stellen jenes Signal zum Aufbruch dar, das nur der Suizidale hört. Doch auch Luthers interessante Aussage, der Teufel gaukle dem Suizidalen vor, er tue mit der Suizidhandlung etwas Gutes, Frommes, ist hier noch einmal zu hören. Bei allen wird nämlich übereinstimmend davon gesprochen, daß das Signal zum Aufbruch sich aufdrängt, gewissermaßen von außen kommt. Nehmen wir unsere Überlegungen zu Kafkas Parabel „Der Aufbruch" hier noch einmal zu Hilfe, so ist die darin enthaltene Zielformulierung „immerfort weg von hier" als die abgrenzende Bewegung, die vom „Hier" wegführen soll, identisch mit jenem verlockenden Nicht-mehr-hier-sein-Müssen, wie es der Suizidale erlebt. Wieder erscheint jene antilogische Identität von Weg und Ziel, die wir als typisch für das suizidale Denken erkannt haben. Die Attraktivität des Signals hängt also ganz wesentlich mit dem Maß zusammen, in dem das „Hier" unerträglich, ja abstoßend ist[47]. Das Außen läßt sich aber auch von dem Wunsch her, ein anderer sein zu wollen, verstehen: „außen" und „anders sein" sind für den Suizidalen gegenüber dem, was „hier" so ist, wie es ist, gewissermaßen Erlösungszustände, die Attraktion ausstrahlen, weil sie Leben bedeuten und so jenen Wunsch wecken und wachhalten.

– *G. Ammon*[48]: Suizidalität als Schutz vor der Angst, (ich) selbst sein zu müssen

---

[47] An dieser Stelle ist auf den Ekel einzugehen, von dem Jean Améry ständig in seinem Buch spricht. Es kommt alles darauf an, ob ich den Ekel quasi misanthropisch fasse, wie Améry es tut, nämlich aus einer individualistisch-existentialistischen Anthropologie heraus, die die Sozialität unserer Existenz ganz anders wertet als eine theologische Anthropologie – dann läßt sich der Ekel kaum mit unserem Ansatz verbinden. Wo Ekel aber als Leidensempfindung über ein Leben als Kränkung steht, wäre eine Verständigung mit Améry möglich.

[48] G. Ammon, Zur Psychodynamik des Suizidgeschehens, in: Dynamische Psychiatrie 7 (1974), 1ff.

Innerhalb des interdisziplinären Gesprächs über die Suizidalität sind die Thesen von Günther Ammon bisher zu wenig mitbedacht worden. Ammon hat 1974 in einem Aufsatz seine Erfahrungen aus der einzel- und gruppenanalytischen Arbeit mit suizidalen Patienten zusammengefaßt. Wie andere Psychoanalytiker auch will er das Suizidgeschehen nicht auf den Akt des Suizids bzw. Suizidversuchs beschränkt wissen. Es geht ihm um „ein psychodynamisches Verständnis des Prozesses, der zu diesem Vorgang führt und aus der Lebensgeschichte des Individuums und seiner Interaktion mit der ihn umgebenden Gruppe verständlich wird"[44]. Ammon ist deshalb auch daran interessiert, „die allmähliche Selbsttötung in Form psychosomatischer Erkrankungen" mit in die Suizidalitätsdebatte aufzunehmen[50].

Der suizidale Prozeß beginnt nach Ammon durch eine Störung in der frühen Ich-Entwicklung: „Das Kind wird in der Entfaltung seiner primär gegebenen Ich-Funktionen der konstruktiven Aggression und der Kreativität durch eine erfahrungsunfähige Mutter und Gruppe behindert." Die Folge davon ist, daß das Kind kein Urvertrauen erleben kann, „das die Basis aller Ich- und Identitätsentwicklung bildet", und im Aufbau seiner Ich-Grenzen keine wirklichen Fortschritte machen kann. Die Ich-Identität entwickelt sich nur mangelhaft, entsprechend dem Mangel an Verständnis für sein Selbstsein und dem Mangel an freigebender Zuwendung und Unterstützung. Ammon spricht davon, daß die so entstehende Schädigung der Ich-Struktur bzw. das narzißtische Defizit als „Loch im Ich" zu begreifen sei. Das „Loch im Ich" bezeichnet also den Erfahrungsbereich, in dem weder eine Abgrenzung von den frühen Objekten noch eine Kommunikation mit ihnen stattfinden konnte. Das Ich bleibt in diesen Bereichen vielmehr symbiotisch[51] an die verinnerlichten frühen Bezugspersonen gebunden. Jede Konfrontation mit der Forderung nach Abgrenzung und Identität, wie sie mit dem fortschreitenden Lebensprozeß notwendig verbunden ist, mobilisiert dann archaische Ängste und eine starke destruktive Aggression, die umso gefährlicher ist, als das strukturell geschädigte Ich in den betroffenen Bereichen unfähig ist, zwischen Innen und Außen, zwischen Selbst und Nicht-Selbst und zwischen Ich und Nicht-Ich zu unterscheiden[52].

Was dem später Suizidalen fehlt in jenem „Loch im Ich", hat er aufgrund eines Identitätsverbotes seitens der Mutter und der Gruppe an die

---

[49] AaO., 1.

[50] AaO., 15; vgl. ders.: Zur Genese und Struktur psychosomatischer Syndrome unter Berücksichtigung psychoanalytischer Technik, in: Dynamische Psychiatrie 5 (1972), 223–251.

[51] Die Begriffe „symbiotisch" bzw. „Symbiose" meinen in unserem Zusammenhang eine Form von ins Erwachsenenleben hineingezogener Mutter-Kind-Beziehung, die (im Gegensatz zur biologischen Symbiose) ohne den Partner (die Mutter) keine Identität zuläßt.

[52] AaO., 3f.

übrigen Gruppenmitglieder abtreten müssen, die ihrerseits ängstlich darüber wachen, daß „die verschiedenen Formen der Identitätsangst und des fehlenden Selbstwertgefühls der einzelnen Gruppenmitglieder ein gruppendynamisches Ganzes bilden, welches von unbewußten Abwehrmechanismen beherrscht wird, die jeden Versuch einer Loslösung aus dem pathologischen Interaktionsgeflecht mit starken unbewußten Schuldgefühlen verbunden sein lassen." Die Folge davon ist ein pathologischer Narzißmus des einzelnen inmitten eines sozialen Gefüges, das durch „symbiotische Verklammerung" und „häufig suchtartige Abhängigkeit der Familienmitglieder untereinander" gekennzeichnet ist[53].

Innerhalb solcher Primärgruppen ist das schwächste Glied jenes, das das größte narzißtische Defizit („Loch im Ich") hat, weil es den narzißtischen Hunger der übrigen Gruppenmitglieder stillen muß, ohne daß es selbst eine ausreichende, gesunde narzißtische Zufuhr hätte. Eine solche *gesunde* narzißtische Zufuhr würde der eigenständigen Person, dem Ich, gelten, und nicht nur demjenigen, der – und solange er – den Bedarf der anderen deckt. Oft verhält er sich nach Ammon so, daß die Mutter oder Gruppe ein Kind aus der Symbiose deshalb nicht entläßt, weil das Kind ihr alle möglichen Identitäten, die die Mutter in ihrem eigenen „ungelebten Leben" (E. Fromm) nicht hat leben können, vorspielen muß[54]. Für dieses Identitätsspiel erhält das Kind die Zuwendung der Mutter. Der Preis dafür ist der Verzicht auf die wahre Identität.

Besonders interessant ist der Hinweis von Ammon, daß der Ich-Geschädigte nach der irgendwann unumgänglichen Trennung von der Mutter Muttterersatz sucht. Institutionen wie Schulen und Universitäten, aber auch Einzelpersonen können diese Ersatzfunktion übernehmen, wenn sie den Ich-Beschädigten dafür belohnen, daß er das Identitätsspiel fortsetzt (z.B. als Musterschüler), und ihn andererseits nicht zwingen, seine eigene Identität auszuhalten.

Die suizidale Handlung selbst deutet Ammon, und darin in Übereinstimmung mit Henselers Thesen, als das Agieren der Phantasie, wieder in die mütterlich-symbiotische „Urhöhle"[55] einzutreten, bzw. als den Versuch, den „perfekten Narzißmus des pränatalen Lebens" wiederzugewinnen[56]. Suizidalität ist dann also ganz allgemein als Verlockung zu verstehen, der panischen Identitätsangst, in die ein Ich-Geschädigter durch irgendein Ereignis geführt worden ist, wieder zu entgehen. Sinnlos erscheinende Suizide wie diejenigen von Menschen, die gerade ein glänzendes Examen abgelegt haben, werden so verständlich: sie müssen nun

---

[53] AaO., 4.

[54] AaO., 9.

[55] Vgl. R. Spitz, Die Urhöhle: Zur Genese der Wahrnehmung und ihrer Rolle in der psychoanalytischen Theorie, in: Psyche 9 (1955), 641–667.

[56] AaO., 15.

die Institution, die einen Muttterersatz darstellte, verlassen und selbst sein. Die Angst vor dem Identisch-sein-Müssen treibt sie in die suizidale Handlung, die als Preis für die Rettung vor dem Offenbarwerden der eigenen, beschädigten Identität bezahlt wird. Auch wo keine suizidale Handlung im üblichen Sinn vorgenommen wird, müssen doch andere Verhaltensweisen wie Überanpassung in vielerlei Gestalt und süchtige Abhängigkeiten auf derselben Linie gesehen werden.

Schließlich hat Ammon die Aggressionsthematik differenziert. Bei ihm kommt deutlich eine positive Zielgerichtetheit der Aggressivität heraus: die destruktive Dynamik des narzißtischen Defizits zielt auf die Lösung aus den symbiotischen Beziehungen in der Primärgruppe, die ihn nicht leben lassen; die destruktive Dynamik wird so aber auch zum Weg mit dem Ziel der Rückgewinnung einer pränatalen Symbiose, die endlich Schutz dazu verheißt, leben und sterben zu können. Um dieses Ziel zu erreichen, kann der Suizidale nach Ammon sogar unbewußt ein Getötet-Werden (z.B. durch Unfall, ja Mord) provozieren.

Das ausführliche Referat der Thesen Günter Ammons rechtfertigt sich durch das Gewicht, das innerhalb seiner Theorie auf den Gruppenbeziehungen liegt. Suizidalität ist ein Prozeß, an dem immer eine (Primär-)Gruppe beteiligt ist. Außerdem wird hier theoretisch geklärt, was wir im Umgang mit Familien, in denen eine suizidale Handlung vorkommt, oft schlagartig erkennen: der Suizidale trug als einziger die neurotischen oder psychotischen Symptome aus, zu denen alle Gruppenmitglieder in der Art ihrer Beziehungen gemeinsam die Ursache gegeben haben. Ammons Thesen stellen ferner eine Ergänzung der Henselerschen Theorie dar, in der Suizidalität ebenfalls als eine narzißtische Problematik erscheint, die mit der Regression in den phantasierten harmonischen Primärzustand aufgelöst werden soll.

Vieles, was zu den Thesen Ammons von unserem theologisch-anthropologischen Ansatz her zu sagen ist, habe ich schon im Zusammenhang mit den Thesen Henselers gesagt. Darüber hinaus aber geben sie mit dem Stichwort vom „Loch im Ich", um das die auf Anpassung zielende Dynamik die Fassade einer Scheinidentität legt, eine sehr plastische Beschreibung jenes Defizits, das sich von der frühesten Kindheit an durch die spezifische Art der Beziehungen einstellt und zur Identitätsangst ausweitet. Mit der Unfähigkeit, die eigene Identität zu finden und auszuhalten, wird ein Mensch notwendig auch um die Möglichkeit gebracht, mit anderen offenen zu kommunizieren. Denn Kommunizieren setzt voraus, daß Menschen daran beteiligt sind, die füreinander *Gegenüber* sind. Eine Identität verhindernde, symbiotische Beziehung zwischen Menschen, so legt unser Ansatz nahe, verhindert aber gerade auch die uns Menschen zugedachten Lebensbeziehungen, und schon gar – im Sinne Helmut Gollwitzers – ein erfülltes Leben, in dem diese Lebensbeziehungen Beziehungen der Liebe sind. Denn Liebe – so weiß die Bibel von ihren Anfängen an – ist nur da Wirklichkeit, wo sie ein Prozeß des gegenseitigen Erkennens ist, in den sich zwei Menschen begeben: „Und Adam erkannte sein Weib Eva" (1. Mose 4,1). Man kann dazu auch Martin Buber zitieren: Das Ich wird am Du. Der Schweregrad des Gebotes, den Nächsten zu lieben „wie dich selbst", rührt im übrigen wohl daher, daß es nach Jesu Auffassung einschließt, seinen Feind zu lieben; erst in der Feindesliebe wird ernst damit gemacht, daß der andere Mensch anders ist als ich und es auch sein darf, ja sogar als mein persönlicher Widersacher dennoch dieselben Menschenrechte hat wie ich, auch wenn ich ihm in einer privaten oder öffentlichen Angelegenheit nicht recht geben kann. Diese Einsicht zu praktizieren, das ist Liebe (Agape) für Feinde.

Ammons Untersuchungen unterstreichen im übrigen von einer dynamischen Psychiatrie her, wie ungeheuer revolutionär die Zumutung Jesu an seine Jünger war, niemanden auf Erden „Rabbi" oder „Vater" oder „Lehrer" zu nennen (Mt 23,8–10): weil der Erwachsene sich nicht unter den Rockschößen von patriarchalischen oder auch matriarchalischen Autoritäten als „Mutterersatz" verstecken soll. „Wer sind meine Mutter und meine Brüder? Und indem er ringsumher die um ihn Sitzenden ansieht, sagt er: Siehe, *das* sind meine Mutter und meine Brüder. Wer den Willen Gottes tut, der ist mir Bruder und Schwester und Mutter." (Mk 3,31–35).

Auch der Deutung der destruktiven Aggressivität als des Mittels zur – in unserem Sinn – rigorosen Veränderung einer unerträglich gewordenen Lebens- bzw. Todessituation können wir voll zustimmen.

b) Psychiatrische Diagnosen und die „parasuizidale Geste" (W. Feuerlein)

Zu den psychiatrischen Diagnosen mit angenommener Suizidgefährdung zählen in erster Linie Psychosen und Suchten[57]. Entsprechend kann hierbei nicht von eigentlichen Suizid-Theorien gesprochen werden. Es handelt sich bei diesen Suizidalität beinhaltenden Diagnosen vielmehr um die Abschätzung einer Gefahr, die aus der Analyse typischer Krankheitsverläufe bekannt ist. Die zumindest vorübergehende Einweisung in geschlossene oder teiloffene Abteilungen gilt als angezeigt wie die medikamentöse Behandlung auch. Klingen Psychose oder süchtige Abhängigkeit ab, gilt auch die Suizidgefahr als zumindest gemildert.

[57] Vgl. W. Feuerlein, Sucht und Selbstmordhandlungen. Situation – psychopathologische Gemeinsamkeiten, in: Ringel u. a., Sucht und Suizid, aaO., 22ff.

In diesem, meist klinischen Rahmen ist Abschätzung der Suizidalität also weniger mit persönlichen und noch weniger mit soziobiographischen Daten verbunden. Suizidalität gilt als ein ernstes, aber gegenüber der Primärdiganose Psychose oder Sucht sekundäres Phänomen. Präventive Maßnahmen haben nur bei frühzeitiger Behandlung der Primärkrankheiten Aussicht auf Erfolg. Daß allerdings auch schon die sogenannten Primärkrankheiten in den Rahmen gehören, den eine dynamische Psychiatrie wie die von Ammon und Henseler vertretene, steckt, wird kaum noch diskutiert werden müssen[58]. So zeigt nämlich die Statistik der Suizide, daß ein enorm hoher Prozentsatz davon – neuere Untersuchungen sprechen von mehr als 50 % – auf Suchtkranke entfällt[59]. Im übrigen sollte nicht vergessen werden, daß das Grunderleben der Suizidalen, unabhängig von ihrer „Basiskrankheit", jenes ist, *so* nicht leben und nicht sterben zu können. Des weiteren führt die akute Suizidalität auch die Psychotiker und Suchtkranken in die Wunschvorstellung hinein, ein anderer sein zu wollen, und zwar weg von hier, und behindert sie wie alle suizidalen Menschen an einem Kommunizieren ohne Angst. Deshalb sollte es dem, der sich um ein *Verständnis* für suizidale Menschen müht, nicht zu wichtig werden, ob er Psychotiker oder Neurotiker oder ganz einfach Unglückliche vor sich hat. Sie alle erleben ihr Leben als Muß, als Last, ja als tägliche Gefährdung ihrer selbst. Was sie los sein wollen. Und das ist mit dem Verständnis für irgendeine Diagnose noch lange nicht verstanden.

Aus dem psychiatrischen Bereich stammt aber noch eine wichtige Begrenzung der Suizidthematik. Wilhelm Feuerlein[60] unterscheidet aufgrund klinischer Reihenuntersuchungen zwischen suizidalen und „parasuizidalen" Handlungen. „Parasuizidale Gesten" nennt Feuerlein Handlungen, die lediglich eine Lebenspause, eine Zäsur, oder aber einen Appell an die Umwelt[61] zum Ziel haben, denen aber selbstzerstörerische Tendenzen fehlen, da sie ja gerade und ganz bestimmt auf ein besseres Weiter*leben* zielen. Daß es besser weitergeht, das ist die Hoffnung, die zur parasuizidalen Handlung treibt: wie der Phönix aus der Asche nach dem Aufwachen ein besseres Leben zu haben. Die Abschätzbarkeit parasuizidaler Handlungen, die im Unglücksfall aber durchaus im Suizid enden können, entspricht wie ihre Prävention dem, was im Zusammenhang mit der psychoanalytischen Theorie dazu gesagt wurde.

Im übrigen sind parasuizidale Handlungen von unserem Ansatz her sehr ernst zu nehmen. Sie bezeugen, daß Menschen in Kommunikations-

---

[58] Gemeint ist des näheren die sogenannte „Borderline-Symptomatik"; vgl. G. Ammon, Dynamische Psychiatrie, Darmstadt und Neuwied 1973, 130ff.

[59] Siehe u. S. 58f.

[60] In WzM, aaO., 182ff.

[61] Vgl. E. Stengel, aaO., 115.

zusammenbrüche hineingeraten, die es ihnen nicht mehr möglich erscheinen lassen, sich *verbal* den Mitgliedern ihrer Bezugsgruppe verständlich zu machen. Dabei deutet die statt des Verbalen als Kommunikationsmedium benutzte Selbstbeschädigung auf die Art des Defizits, die die anderen nicht erkannt haben und nun endlich erkennen sollen: Das Leben hat sie verwundet, und doch hat es keine Möglichkeit gegeben, sich darüber (verbal) zu verständigen und Hilfe zu organisieren, wie man das für Verwundete sonst ja tut. So rufen Menschen mit der eher „parasuizidalen" Handlung genauso wie diejenigen mit der suizidalen Handlung nach Lebensbeziehungen, die sie leben und irgendwann lebenssatt sterben lassen[62].

c) Soziologische Theorien: Was das Kommunizieren von außen stört

– É. Durkheim: Suizidalität als Kennzeichen kollektiver Krankheit

Die Arbeit an einer soziologischen Theorie der Suizidalität wurde von Émile Durkheim schon sehr früh – 1897[63] – begonnen; vielleicht zu früh, denn selbst der Soziologie-Boom nach dem 2. Weltkrieg brachte keine entsprechende Wiederaufnahme des Themas, wie nebenbei zu bemerken ist. Durkheims wichtigste Thesen dürfen hier nicht übergangen werden. Doch ist es wohl falsch, sie einfach zu reproduzieren, ohne sein Verständnis von Gesellschaft und sein darin anklingendes Menschenverständnis zu erwähnen. Wie Klaus Dörner in der Einleitung der deutschen Ausgabe schreibt, ist für Durkheim die Gesellschaft „Ursprung und Ziel menschlichen Lebens" und „dem Individuum immer überlegen. Sie konstituiert überhaupt erst das ‚soziale Ich' als das ‚bessere' Ich (vgl Freuds zeitgleiches Über-Ich) gegenüber dem triebhaften Naturoder Privat-Ich. Sie bestimmt die Begrenzung der Zweck-Mittel-Relation des sozialen Handelns. Sie fixiert, was jemand in den Grenzen seiner Klasse darf und was ihm verboten ist. Dem dienen die Normen und moralischen Vorschriften ebenso wie die Wissenschaft"[64]. Wo aber die Gesellschaft als Organismus mit einem Kollektivbewußtsein (!) verstanden

---

[62] Es gibt natürlich noch manche andere Suizidtheorie aus dem psychiatrischen und tiefenpsychologischen Bereich, die erwähnenswert wäre. Da ich jedoch keine Vollständigkeit, sondern eine bestimmte Form von klärender Auseinandersetzung anstrebe, verweise ich auf die zahlreichen Veröffentlichungen, in denen sie nachzulesen sind; vgl. H. Henseler, aaO., 60ff; A. Reiner, aaO., 93ff.

[63] É. Durkheim, Der Selbstmord. Mit einer Einleitung von K. Dörner und einem nachwort von R. König, Neuwied und Berlin 1973.

[64] AaO., XV.

wird wie bei Durkheim, müssen sich häufende Suizide als Symptome einer kollektiven Krankheit erscheinen, bedarf es um *des gesellschaftlichen Corpus willen* einer Krisentherapie. Der einzelne Mensch bzw. die Verhinderung seiner Suizidhandlung sind dabei im Grunde Mittel zum Zweck. Der Buchtitel ist insofern irreführend. „Das Heil liegt in der Rekonstruktion der Grenzen und Zwänge der gesellschaftlichen Struktur, ihrer Integrations- und normativen Verpflichtungskraft (altruistische Norm)."[65] Ensprechend hofft Durkheim nicht auf Strukturen, Gruppen und Institutionen, die in der Vergangenheit die Kraft besaßen, das „bessere Ich" zu bilden, also z.B. nicht auf die politische Gesellschaft[66], Erziehung[67], Religionen[68], Ehe, Familie[69] usw. In seiner Gegenwart traut er ihnen wegen des beobachteten Wertverfalls keine Kraft mehr zu und sieht sie auch nicht als regenerationsfähig an. Auf das kollektive Bewußtsein wirkt nach seiner Vorstellung am ehesten der ein, der in die Strukturen des mit der *Arbeit* verbundenen Lebens eingreift, also letztlich auf einem staatlich kontrollierten, gewerkschaftlichen Wege, und zwar über „die Berufsgruppe" oder den „Fachverband"[70]. Diese sollten die Arbeit verteilen und über Rechte und Pflichten, aber eben auch über Recht und Moral wachen. Suizid – außer in seiner altruistischen, die Gesellschaftsordnung stärkenden Form – gehört für Durkheim nicht zu den Rechten, war für ihn ein „Vergehen gegen die guten Sitten" und der Strafe würdig[71]. Weil schärfere staatliche Strafen leider unwirksam bleiben würden, schlägt Durkheim „moralische Strafen" vor: „Es wäre möglich, dem Selbstmörder die Ehren eines üblichen Begräbnisses zu verweigern, versuchten Selbstmord mit dem Entzug bürgerlicher, politischer oder familienrechtlicher Befugnisse, beispielsweise einiger Elemente der väterlichen Gewalt oder des passiven Wahlrechts zu ahnden."

Man kann bei diesen Vorstellungen, die mit Regelmäßigkeit von den Durkheim zitierenden Autoren übergangen werden, schon die Ablehnung verstehen, mit der Th. W. Adorno dem Werk Durkheims begegnete, auch wenn diese Ablehnung wiederum den Zorn von René König ausgelöst hat[72]. Doch es drängt sich einem beim Lesen wirklich „die zunächst absurde Idee auf, man könne ‚Le Suicide' *auch* mit der Frage lesen, wieviel von dem Gesellschaftskonzept Durkheims dem Selbstverständnis einiger sozialistischer Staaten, z.B. der Sowjetunion, heute entspricht – mit ihren konstruktiven und mit ihren blinden Seiten"[73].

---

[65] AaO., XV (K. Dörner).
[66] AaO., 443f.
[67] AaO., 440ff.
[68] AaO., 444ff.
[69] AaO., 446ff.
[70] AaO., 449ff.
[71] AaO., 438ff.
[72] AaO., 469ff (Nachwort).
[73] K. Dörner, aaO., XXVIs.

Entsprechend seinem fast ausschließlich an der Gesellschaft als Organismus ausgerichteten Interesse unterscheidet Durkheim drei, ja eigentlich vier Motivations-Typen für Suizidhandlungen: den altruistischen, den egoistischen, den anomischen und den fatalistischen Typ.

– Der „altruistische" Suizid: er ist das Ergebnis „einer rudimentären Individualität" einerseits und der Erwartungshaltung einer Gesellschaft andererseits, die den Suizidalen in zu enger Abhängigkeit hält"[74]. Um gesellschaftlicher Werte und Normen willen, vor allem auch im militärischen und religiösen Bereich, opfert der einzelne sein Leben, wenn er meint, eben jenen Normen und Werten nicht genügen zu können, oder wenn man seinen Suizid um dieser Werte und Normen willen ausdrücklich von ihm verlangt. Der altruistische Suizid ist also ein gutes Beispiel für Durkheims These, wonach jeder Suizid „die übersteigerte oder irregeleitete Form einer Tugend"[75] sei. Eine gewisse Sympathie für dieses Suizid-Motiv kann Durkheim kaum verbergen.

– Der „egoistische Suizid" rührt daher, daß die Gesellschaft nicht in allen Punkten soviel inneren Zusammenhalt aufweist, um alle ihre Glieder in Abhängigkeit zu erhalten"[76]. Wer nun in einer so schlaffen Gesellschaft seinerseits aufgrund „egoistischer" bzw. individualistischer Ziele für sich diese Bande an die Gesellschaft noch weiter lockert, begibt sich in Suizidgefahr.

– Der „anomische Suizid" schließlich ist der dem „egoistischen" nah verwandte. Nach Durkheim wird er von solchen Menschen vollzogen, die sich aufgrund einer Maßlosigkeit im Denken und Handeln anomisch verhalten und jegliche Reglementierung durch Staat oder Moral für sich ablehnen. Der Suizid erscheint dann als das Eingeständnis, Grenzen überschritten zu haben, jenseits derer der Mensch nicht leben kann, weil er den Halt der Gesellschaft aufgegeben hat. Zeiten äußerer Krisen, aber auch die Zeiten der Lebenskrisen, fördern nach Durkheim den anomischen Suizid. Ihn unterstützt aber auch derjenige, der einem „maßlosen" Individualismus huldigt, wie ich ihn in Jean Amérys Buch finde.

– Der „fatalistische" Suizid: In einer Anmerkung[77] hat Durkheim überlegt, ob er nicht noch einen vierten Suizid-Typ konstruieren sollte, nämlich einen, der dem „anomischen" entgegengesetzt ist und „aus einem Übermaß von Reglementierung erwächst; der Selbstmord derjeni-

[74] AaO., 247.

[75] AaO., 272.

[76] AaO., 442.

[77] AaO., 318, Anm. 29. – Bei der von Durkheim vorgenommenen Polarisierung von Suizid-Typen ist es generell so, daß Sanktionen, die der Einhaltung von Normen dienen sollen, einen Suizid-Typ fördern, der in der Symptomatik als konträres Verhalten zu dem Geforderten, als Abweichung von der Norm, auftritt.

gen, denen die Zukunft mitleidlos vermauert wird, deren Triebleben durch eine bedrückende Disziplin gewaltsam erstickt wird." Durkheim bestimmt diesen vierten Typ ferner dadurch, daß er sagt, es handele sich um all diejenigen Suizide, „deren Grundlage im Unmaß eines materiellen oder moralischen Despotismus zu suchen ist." Der Suizid erfolgt dann wegen des „unentrinnbaren und unnachgiebigen" Charakters mancher Normen, und eben wegen dieses Charakters erwog Durkheim auch die Bezeichnung „fatalistischer" Suizid. Er fand aber nicht genügend Beispiele, um diesen Typ systematisieren zu sollen. Er ist fraglos der interessanteste Typ, weil er, wie teilweise auch schon der altruistische, bestimmte Unterdrückungsmechanismen nennt, die eine suizidale Dynamik in Gang setzen.

In Durkheims Schrift, die für die Soziologie als Wissenschaft eine vielleicht noch größere Bedeutung als für die Suizidforschung hat, spielen die Begriffe Integration und Anomie eine große Rolle. Wie Christa Braun[78] gezeigt hat, haben alle von der Soziologie aus betriebenen späteren Theoriebildungen auf Durkheims Grundunterscheidung aufgebaut und diese mehr oder minder weiterentwickelt. Wir referieren aus der Vielzahl im folgenden nur die wichtigsten.

– *J. P. Gibbs/W. T. Martin:* Die Statusintegrations-Theorie

Die These von Gibbs und Martin lautet: „Die Selbstmordrate einer Bevölkerung variiert umgekehrt mit dem Grad der Statusintegration dieser Gruppe: je höher die Statusintegration der Mitglieder einer Gruppe, umso niedriger die Selbstmordrate der Gruppe." Status meint dabei *keine* hierarchische Position, sondern die „soziale Identifizierbarkeit eines Individuums mit Hilfe von Merkmalen, die durch andere Personen des Systems wahrnehmbar sind und die mit bestimmten Rechten und Pflichten verbunden sind. Letzteres sind die Rollen eines Status"[79]. Wo jeder von sich und den anderen weiß, wer er ist und welche Rolle er hat, ist die Suizidgefahr am geringsten.

– *A. F. Henry/J. F. Short*: Suizidalität im System externer und internalisierter Zwänge

Die These von Henry und Short lautet: „Je geringer der externe Zwang ist, dem eine Person unterliegt, und je größer der internalisierte Zwang (Schuldgefühle oder starke Über-Ich-Formationen) einer Person, um so eher besteht Selbstmordgefahr für diese Person"[80]. Zu dieser

[78] Chr. Braun, Selbstmord. Soziologie – Sozialpsychologie – Psychologie, = Das Wissenschaftliche Taschenbuch. Abteilung Soziologie. Goldmann, München 1971, 41ff.

[79] Zitiert bei Chr. Braun, aaO., 64f.

[80] Nach Chr. Braun, aaO., 111.

These ist erläuternd zu ergänzen, daß „der externe Zwang" da abnimmt, wo der *hierarchische* Status steigt und die sozialen Beziehungen entsprechend schwächer werden. Der soziale Aufsteiger gerät in eine zunehmende Isolierung gegenüber den Schichten hinein, aus denen er stammt.

Wir erkennen bei Henry und Short deutliche Nachwirkungen der Durkheimschen Konstruktion vom egoistischen Suizid einerseits wie vom altruistischen und vom fatalistischen Suizid andererseits. Doch es finden sich auch klare Verbindungen zu psychoanalytischen Theorien, insbesondere im Blick auf die internalisierten Zwänge, die ja für die Aggressionsstaus ausschlaggebend sind. Bei Henry und Short zeigt sich ganz deutlich aber schon die Tatsache dokumentiert, daß eine soziologische Theorie der Suizidalität kaum aussagekräftig sein kann, ohne zumindest Sozialpsychologisches zu berücksichtigen. In unserem Fall ist zu fragen, ob der wesentliche Gehalt der Theorie noch aus der Soziologie oder nicht bereits aus der Tiefenpsychologie stammt.

– *R. K. Merton:* Eine weitergeführte Anomie-Theorie

„Besteht zwischen den Zielen, die ein Gruppenmitglied akzeptiert und die gleichzeitig von der Mehrzahl der übrigen Mitglieder dieser Gruppe akzeptiert werden, und den legitimen Mitteln, die der Erreichung dieser Ziele dienen, eine Diskrepanz, dann wird sich diese Person abweichend verhalten."[81] Zu dem abweichenden Verhalten rechnet Merton Weltflucht und Rebellion; zur Weltflucht gehören nach seiner Beschreibung Suizid, Alkoholismus, psychotisches Verhalten und Drogensucht. Es ist eindeutig, daß zwischen dem Ziel und den Formen der Weltflucht eine Verbindung besteht; auf „normalem" Weg ist das Ziel ja auch nicht zu erreichen.

– Die Frustrations-Aggressions-Theorie nach *A. J. Yates und J. Dollard*

„Wenn sich das Verbot einer aggressiven Antwort gegenüber der frustrierenden Person auf alle möglichen aggressiven Antworten generalisiert und Selbstaggression die am wenigsten inhibierte Antwort ist, dann ist ein selbstaggressives Verhalten zu beobachten."[82] Diese These liest sich wie eine nähere Ausführung zu dem, was in der Theorie von Henry und Short als „internalisierter Zwang" erscheint. Wir kennen dieses suizidale Element aber auch aus der Freud-Abrahamschen Theorie.

– *R. K. Merton/R. A. Cloward*: Eine nochmals spezifizierte Anomie-Theorie

---

[81] Bei Chr. Braun, aaO., 118.
[82] Bei Chr. Braun, aaO., 135.

„Wenn eine Diskrepanz zwischen kulturell definierten Zielen und verfügbaren Mitteln in der Weise besteht, daß die Ziele akzeptiert und weder die legitimen noch die illegitimen Mittel angenommen werden, dann wird die eigene Person für diese Diskrepanz verantwortlich gemach, d.h., das Selbst wird als Frustrationsquelle wahrgenommen werden."[83]

In dieser Spezifizierung der Anomie-Theorie kehren Elemente sowohl aus der Theorie von Henry und Short wie aus der Frustrations-Aggressions-Theorie wieder. Mit ihnen können Suizid als Weltflucht und autoaggressives Verhalten erklärt werden. Auch hier bleibt zu fragen, wie stark der Anteil der Tiefenpsychologie an diesen soziologischen Theorien ist.

–*J. W. Atkinson/ Christa Braun*: Suizidalität und die Motivation, Mißerfolge zu vermeiden

Die Motivationstheorie Atkinsons, die Arbeiten von Tolman und Lewin fortführt, befaßt sich mit Leistungsmotivationen. Die Besonderheit dabei ist, daß sie nicht die positiven Leistungsmotivationen wie Aussicht auf Erfolg und die dadurch verdiente Belohnung im Vordergrund sieht, sondern die „Nicht-Bestrafung durch Meidung von Mißerfolg"[84].

Nehmen wir nun die oben zitierte, spezifizierte Anomie-Theorie gemäß Merton und Cloward hinzu, so läßt sich in ihrem zweiten Teil (das Selbst wird als Frustrationsquelle wahrgenommen) einsetzen: die Beziehung zu den akzeptierten, aber nicht erreichbaren Zielen wird zur Quelle eines drohenden Mißerfolges oder einer Quasi-Bestrafung. Da die wesentliche Motivation nach Atkinson diejenige ist, solche drohenden Mißerfolge zu meiden, kann man im Blick auf den Suizid mit Chr. Braun formulieren: Suizid „ist eine Verhaltensform, die es erlaubt, eine Situation mit negativen (bestrafenden) Anreizen zu meiden"[85].

In dieser Theorie, die Chr. Braun am Ende ihrer Arbeit favorisiert, bleibt die negative Tendenz, der Vermeidungstrend, ausschlaggebend. Für diesen Trend läßt sich eine nahe Verwandtschaft zum Bemühen des narzißtisch Gestörten erkennen, weiteren Kränkungen seines beschädigten Selbstgefühls zu entrinnen. Zu denken ist auch an G. Ammons Theorie, nach der der Ich-Geschädigte lieber suizidal wird, als seine Identität auszuhalten. Allerdings verbindet sich bei Henseler und Ammon mit der Vermeidungsmotivation auch die positive Zielvorstellung, einen harmonischen Primärzustand zurückgewinnen zu können. Dieses positive Element fehlt in der soziologischen Theorie aber wohl notwendig, da sie ja nur das „Woher", nicht aber das „Wohin" einer Suizidhandlung benennen kann.

---

[83] Bei Chr. Braun, aaO., 142.

[84] Chr. Braun, aaO., 143.

[85] Chr. Braun, aaO., 151.

– *G. Kehrer:* Ein weitergeführtes Integrationsmodell

Auch Kehrer folgt dem Raster, das mit den schon von Durkheim prinzipiell behandelten Grundbegriffen soziologischer Wissenschaft, Normativität, Devianz und Integration, gegeben ist. Dabei geht es weniger um reine Fakten und Handlungen, als vielmehr um „Wahrnehmungen, Deutungen und Wertungen von Fakten und Handlungen". „Die Unterscheidung von ‚normal' und ‚deviant' ist (also) keine in der Sache selbst liegende, sondern zunächst die wissenschaftliche Wiederholung einer schon gegebenen kulturellen Unterscheidung."[86] ‚Normal' ist es in unserer Kultur, nicht durch Suizid zu sterben, ‚deviant' ist es, dies zu tun. Da Normativität und Devianz wiederum mit den in sozialen Gruppen erfaßbaren Zielen und mit dem zieladäquaten Rollenhandeln zu tun haben, also mit Integrationskennzeichen, läßt sich Suizidalität soziologisch – mit Kehrer – so formulieren: Suizidalität ist ein hochgradiges Maß an „Desintegration eines Individuums, die es ihm nicht mehr ermöglicht, sein Leben als Mitglied von sozialen Gruppen zu leben"[87], und die ihm damit Leben überhaupt unmöglich macht; weil er ein großes Maß der gruppenspezifischen Ziele zusammen mit der Gruppenintegriertheit aufgibt und folglich auch kein zieladäquates Rollenhandeln mehr zeigt, kommt es zur Entfremdung, zur Isolation, zur „Einengung". Ich hoffe, es ist erlaubt, an diesem Punkt Ringels zentralen Terminus hier angeschlossen zu haben und zugleich auf Henselers These vom Rückzug des Gekränkten hinzuweisen.

Auch zu den soziologischen Suizidtheorien lassen sich von unserem theologisch-anthropologischen Ansatz her Verstehensbrücken bauen. Das ist vor allem deshalb so, weil natürlicherweise die soziologischen Theorien ein soziales bzw. ein Interaktionsgeschehen, das sich über längere Zeit hinzieht, als Ursache für eine mögliche Suizidalität erkennen. Es fällt uns leicht zuzustimmen, daß derjenige, der sich mehr und mehr sozial desintegriert, aus den notwendigen Lebensbeziehungen herauszufallen und damit auch zumindest potentiell suizidal zu werden droht. Dabei ist es weitgehend gleichgültig, ob diese Desintegration als Weltflucht oder als Versuch bezeichnet wird, Kränkungen zu entgehen. Warum allerdings längst nicht alle Menschen, die in Desintegrationszustände geraten, durch Suizid sterben, wird von der soziologischen Theorie nicht geklärt werden können. Denn sie stellt ja Wahrscheinlichkeitsregeln auf, die dann ihren größten Wahrheitsgehalt haben, wenn sie

---

[86] G. Kehrer, Die Abschätzung der Suizidalität aus soziologischer Sicht, in: Suicidprophylaxe. Theorie und Praxis 3/1976, 132ff, hier: 134.
[87] AaO., 139.

eben Trends kennzeichnen. Das Einzelschicksal läßt sich mit Hilfe dieser Wahrscheinlichkeitsgesetze nicht vorhersagen.

Allerdings legt schon die Typisierung der Suizidmotive bei Durkheim nahe, für die Prävention und Therapie der Suizidalität nicht pauschal eine möglichst starke Reintegration sozial Desintegrierter vorzusehen. Zumindest der 4. Durkheimsche Typ, der fatalistische Suizid, spricht davon, daß es auch ein Übermaß an Normierung geben kann, das sich als suizidfördernd auswirkt, weil es die Einzelpersönlichkeit unterdrückt. Theologisch-anthropologisch läßt sich das begründen: Das Kommunizieren in Lebensbeziehungen setzt voraus, so sahen wir, daß die daran Beteiligten füreinander *Gegenüber* sein können. Wo dies nicht erlaubt wird, handelt es sich um Schein-Kommunikationen. Dabei stellen sowohl symbiotische Beziehungen, die eine vom Partner unabhängige Identität verhindern, wie auch Herr-Knecht-Verhältnisse von theologischer Anthropologie aus betrachtet solche Schein-Kommunikationen dar. Jene erlauben überhaupt kein Leben mit einem Gegenüber, und diese verbinden mit den hierarchischen Abstufungen menschlicher Identitäten unterschiedliche Qualitäten von Menschsein. Dazu gilt Jesu Wort: „Unter euch soll es so nicht sein“ (Matthäus 20,26). Und andererseits hat Jesus in harten Auseinandersetzungen mit den Pharisäern, also mit den Normenkontrolleuren seiner Zeit, den Grundsatz verfochten, daß der Mensch nicht um der Gesetze willen da ist, sondern daß die Normen und Gesetze den Menschen zu dienen haben (Markus 2,27).

d) Zum Verhältnis von Sucht und Suizid

Auf der vom deutschen Caritasverband veranstalteten Freiburger Sozialtherapiewoche 1976 wurde das Thema „Sucht und Suizid“ diskutiert. Die bei dieser Tagung gehaltenen Vorträge spiegeln die Erkenntnis wider, daß Sucht und Suizid in einem engen Verhältnis zueinander gesehen werden müssen. Eine von Bernhard Schmidtobreick[88] durchgeführte statistische Erhebung brachte Ergebnisse, die zur Kenntnis genommen werden müssen. Ich zitiere die Zusammenfassung:

> a) Es wurde in einer Gruppe von 11 887 Suchtkranken aus 70 Einrichtungen zur ambulanten Therapie Suchtkranker die Zahl der vollendeten Suizide in einem Jahr festgestellt. Die Selbstmordziffer liegt mit 560 auf 100 000 Suchtkranke um 22mal höher als in der vergleichbaren Altersgruppe der allgemeinen Bevölkerung. Daraus ergibt sich bei einer geschätzten Zahl von einer Million Suchtkranken in der Bundesrepublik, daß in der Altersgruppe der 15- bis 65jährigen mindestens jeder zweite Suizid von einem Suchtkranken begangen wird.

---

[88] B. Schidtobreick, Suizid und Suizidversuche bei Suchtkranken, in: Ringel u. a., Sucht und Suizid, aaO., 37ff.

b) Eine Zufallsauswahl von 282 Suchtkranken aus 79 Einrichtungen zur Therapie Suchtkranker wurde auf Suizidversuche in der Anamnese untersucht. Es zeigte sich, daß 39,3 % mindestens einen Suizidversuch hinter sich hatten. Suizidversuche fanden sich besonders häufig unter Mehrfachabhängigen. Männer wiesen weniger Suizidversuche auf als Frauen, bei diesen waren Hausfrauen besonders gefährdet. Das Lebensalter beim ersten Suizidversuch lag bei Frauen niedriger als bei Männern, das Schwergewicht der Altersverteilung fand sich zwischen dem 17. und dem 36. Lebensjahr. Die meisten der Untersuchten begingen den ersten Suizidversuch in den ersten fünf Jahren des Suchtmittelmißbrauchs, 14 % schon vorher. 75 % der Suizidversuche wurden unter Suchtmitteleinfluß vollzogen. Bei den Methoden lagen die Medikamente, insbesondere die Schlafmittel, weit an der Spitze. Als Motive wurden vor allem Verzweiflung, Angst und Ausweglosigkeit sowie Ehe- und Partnerkonflikte und Schwierigkeiten mit den Eltern (vor allem von Frauen) genannt.

c) Suchtkranke weisen ein besonders hohes Risiko für Selbstmordhandlungen auf. Suchtmittelabhängigkeit und Selbstmordhandlungen scheinen sich wechselseitig zu beeinflussen und von gemeinsamen psychopathologischen Grundstrukturen auszugehen. Die Häufigkeit von Selbstmordhandlungen bei Suchtkranken legt es nahe, in der Beratung und Therapie diesen Gesichtspunkt besonders zu beachten. Beratungsstellen für Suchtkranke und Einrichtungen zur Selbstmordverhütung sollten eng, möglichst unter einem Dach zusammenarbeiten[89].

Die von Schmidtobreick vorgelegten Ergebnisse leiten dazu an, nach einer für Suizidalität und Suchtkrankheit in gleicher Weise verantwortlichen pathologischen Psychodynamik zu fragen. Ein Überblick über die in Freiburg 1976 gehaltenen Vorträge läßt vermuten, daß die psychoanalytischen Theorien, die den frühkindlichen Ich-Schädigungen, dem daraus erwachsenden pathologischen Narzißmus und der von Ammon behandelten Identitätsangst („Borderline-Symptomatik") nachgehen, den gemeinsamen Schlüssel zum Verständnis der psychopathologischen Gemeinsamkeit von Suizidalen und Suchtkranken finden lassen werden.

Von unserem anthropologischen Ansatz her legt es sich nahe, diese Gemeinsamkeit in dem selbstzerstörerischen Wunsch zu sehen, ein anderer sein zu wollen. Dieser Wunsch entwickelt sich, weil die sozialen Interaktionen mehr und mehr in ein unerträgliches Leiden führen; so wie sie allmählich durch intrapsychisch geführte Schein-Kommunikationen ersetzt werden, wächst auch jener Wunsch. Die mit der Suchtmitteleinnahme verbundenen Rauschzustände aber suggerieren punktuell die Realisierbarkeit jenes Wunsches und sorgen dafür, daß oft nicht mehr zwischen Wahn und Wirklichkeit unterschieden werden kann. Die Folge davon ist eine zunehmende soziale Desintegration, die mit einer gesteigerten Regression beantwortet wird – mit einer Entwicklung also, die in den suizidalen Sehnsüchten nach symbiotischer Geborgenheit in einer pränatalen Harmonie enden kann.

---

89 AaO., 51f.

4. Die Abschätzung der Suizidalität als Gegenstand des Gesprächs mit den Humanwissenschaften

Die wesentliche Leistung, die die Suizidtheorien erbringen können, sind Beiträge zur Abschätzung, Prävention und Therapie der Suizidalität. Eine Reihe solcher Beiträge sind uns im 3. Kapitel bereits begegnet. Doch auch testpsychologische bzw. psychometrische Verfahren[90] gewinnen zunehmend, jedenfalls was die Häufigkeit der Anwendung angeht, für die Abschätzung einer Suizidgefahr im Einzelfall an Bedeutung. Dabei werden anhand von sogenannten Persönlichkeitsinventaren die von den Versuchspersonen ermittelten Daten skalenmäßig erfaßt und in ihrer Summierung dann wiederum als normal oder deviant gewertet. Erreicht die Devianz ein hohes Maß, wird Suizidgefährdung diagnostiziert. Wirkliche Erfolge konnten mit diesen Methoden allerdings noch nicht erzielt werden. Es gibt Schwierigkeiten aus mancherlei Gründen. Genannt werden sollen davon folgende: zum einen fällt es schwer, die Toleranzen festzuschreiben; andererseits neigen Testpersonen dazu, aus der vom Tester übernommenen Abwehr gegen den Suizid selbst mehr an Devianz zuzugestehen, als sie es ohne Testsituation tun würden; schließlich werden alle Kriterien für die Messung der Suizidalität von Testpersonen gewonnen, die *nach* einem Suizidversuch befragt worden sind; mithin ist die praesuizidale Persönlichkeit eigentlich nicht erfaßt. Auch von theologischer Seite her sind Zweifel an diesem Weg der Abschätzung der Suizidalität anzumelden. Ich will sie begründen.

Jeder, der mit Suizidalen zu tun hatte oder hat, erkennt sehr bald, daß eine diagnostizierte, akute Suizidgefahr sich nicht mit absoluter Sicherheit in die Tat umsetzen muß. Ebenfalls zeigt sich, daß eine bestimmte Konstellation von erkannten Kriterien für Suizidalität bei dem einen zum Suizidversuch bzw. zum Suizid führt, bei dem anderen aber nicht. Sieht man hier auf die Thesen Ringels und Henselers, so ist eben nicht mit Sicherheit vorhersagbar, wann das Maß an Einengung, Aggressionsumkehr und Suizidphantasien bzw. an narzißtischer Kränkung so voll ist, daß es überläuft – in den Suizid hinein. Verfolgt man Krankenblätter von Menschen, die einen Suizidversuch hinter sich haben, so fällt folgendes auf: es läßt sich zwar in aller Regel eine gemäß des gegenwärtigen Theoriestandes erstaunliche Folgerichtigkeit in der psychopathologischen Dynamik von der Kindheit an bis zur suizidalen Handlung hin finden. Fast immer aber fehlt ein wirklich zwingender Hinweis darauf, daß ge-

[90] Vgl. dazu das Themaheft „Die Abschätzung der Suizidalität", in: Suicidprophylaxe. Theorie und Praxis 3/1976, 77ff, und darin besonders die Beiträge von W. Bertram, Methodische Probleme der testpsychologischen Abschätzung des Selbstmordrisikos, aaO., 96ff, und von A. Schmidtke, Möglichkeiten psychometrischer Verfahren bei der Abschätzung suizidalen Verhaltens Jugendlicher, aaO., 108ff.

rade diejenigen Ereignisse, die der suizidalen Handlung vorausgingen, und nicht schon frühere, zur auslösenden Situation geworden sind. Die Frage, die sich daraus ergibt, ist: Welche Faktoren wirken innerhalb der psychopathologischen Entwicklung über bestimmte Zeitstrecken hin so, daß das Maß, das eigentlich hätte voll sein müssen, wenn die psychopathologische Dynamik im Sinne einer gradlinigen Eskalation zu denken wäre, zum ungefähr abgeschätzten Zeitpunkt doch nicht voll ist? Was so für die psychoanalytisch-psychodynamisch vorgehende Fachrichtung gilt, gilt um so mehr für die Testpsychologie bzw. Psychometrie, die nur Zustandsbilder, also Momentaufnahmen macht und die darüber hinaus – und dies im Unterschied zu den eben genannten Methoden – die Umwelt und die Bezugspersonen auch noch weitgehend ausblendet.

Die Frage nun, welche Faktoren offenbar die psychopathologische Dynamik zur suizidalen Handlung hin hemmend beeinflussen, läßt sich aus den Skalen und Parametern der Testpsychologie nicht beantworten. Abgesehen von einigen soziologischen Aussagen nennen auch die Suizidtheorien nur die suizid*fördernden* Momente. Ich wage nun die Behauptung, daß theologische Anthropologie zumindest den Rahmen aufzeigen kann, innerhalb dessen die Frage nach den suizid*hemmenden* Faktoren einer Antwort näher gebracht werden kann.

Wir verstehen Leben als einen fortwährenden Kommunikationsprozeß. Dabei bedeutet Kommunikation, oder besser: Kommunizieren, Reden und Hören, ein zwischen Menschen geschehendes Bewegen und Bewegtwerden. So wird Leben in seiner sozialen Dimension ernst genommen. Als eindeutig theologisch qualifiziert sich eine solche Definition, wenn bedacht wird, daß Jesus Christus im Johannes-Evangelium als das Wort Gottes, ja auch nur als „das Wort", bezeichnet wird. „Das Wort ward Fleisch und wohnte unter uns." Jede Einflußnahme auf uns Menschen geschieht also durch das Wort, das sich verbal und non-verbal, im Reden und Handeln, mitteilt. Wieder ist es das Johannes-Evangelium, das Jesus das Schlüsselwort zu diesem Verständnis von Leben in den Mund gelegt hat, wenn er von sich sagt: „Ich bin der Weg, die Wahrheit und das Leben." Und weiter: Ist der Erlöser selbst Weg, so kann auch Glauben nur ein Prozeß sein; folgerichtig wird im Johannes-Evangelium parallel zum Wort „glauben" die Wendung „zu mir kommen" (im Munde Jesu) gebraucht. Wer glaubt, kommt nicht zum Stillstand, zu einem Standpunkt, sondern bleibt in Bewegung, bewegt und bewegend, unterwegs. Glauben und Leben stehen so parallel.

Das Gesagte läßt sich noch an einem anderen Bibelwort exemplifizieren. Matthäus 16,25 heißt es: „Wer sein Leben erhalten will, der wird es verlieren; wer sein Leben aber verliert um meinetwillen, der wird's erhalten." Das ist keine Aufforderung zum Märtyrertod. Für Leben steht hier nämlich im Griechischen psyché. Die psyché ist das beseelte Leben im Unterschied zum reinen bíos. Man verliert es, so lege ich aus, wenn man es so erhalten will, daß man es absichern, abschirmen, von anderen fernhalten will. Dann wird es nämlich aus dem Kommunizieren mit andern herausgenommen, es erstarrt zum Standpunkt, wird vor lauter Rückversicherungen zur lebenden Salzsäule (wie Lots Frau). Es wird nicht mehr bewegt und es bewegt, beseelt keinen anderen mehr. Es bleibt bei sich, ist sozial gesehen tot. Wer dagegen sein Leben als Für-sich-Leben aufgibt – wie es Jesus wollte und tat – hinein in das Leben mit anderen und für andere, in das Leben als Kommunizieren, als Prozeß, als Schritthalten mit Jesus Christus, der wird es finden, der wird es erhalten im Leben mit anderen. Er wird merken, daß er vorher nur einen bíos hatte, jetzt aber beseeltes Leben. Dieses Geschehen bedeutet Öffnung zum Leben und ist das, was Erlösung formelhaft sagt.

Von dieser theologisch-anthropologischen Disposition[91] aus versuche ich nun die Antwort auf die Frage nach den suizidhemmenden Faktoren zu geben. Ich nähere mich der Antwort auf einem Umweg. Man kann Ringels Terminus „Einengung" sehr wohl als Zusammenbruch der Kommunikation verstehen. Und man kann dann einen sich abzeichnenden Zusammenbruch der Kommunikation, des Kommunizierens mit anderen Menschen, übrigens auch vom Soziologischen her, als Kennzeichen einer möglicherweise suizidal verlaufenden Entwicklung begreifen. *Umgekehrt müssen dann diejenigen Faktoren, die diese suizidale Entwicklung, ja Eskalation, hemmen können, auch wieder kommunikative sein.* Damit ist keinesfalls gesagt, daß es sich nur um Faktoren eines verbalen Kommunizierens handeln kann; das Non-Verbale hat dieselbe Qualität, wenn es menschenzugewandt geschieht. Gesagt ist damit aber eindeutig dies: eine Veränderung der suizidalen Entwicklung im Sinne einer Hemmung kann nicht aus dem Suizidalen selbst kommen; nur eine von außen kommende, ihn einbeziehende Kommunikation kann suizidverhütend wirken. In der akuten Krise kann dies nur die aus Liebe kommende intensive Zuwendung, manchmal sogar nur eine buchstäbliche Umklammerung sein.

Verwandtes gilt im Blick auf Henselers und Ammons Ansatz. Auch die unerträglich werdende narzißtische Kränkung ist als Kennzeichen zusammengebrochener Kommunikation zu verstehen. Denn gerade das Gefühl und Bewußtsein, nicht mehr oder wieder nicht verstanden und akzeptiert zu werden, wie man sich fühlt, sind ja Grunderfahrung und -bewußtsein des narzißtisch Gekränkten. Wo dies geschieht, ist eine potentiell suizidale Entwicklung im Gange. Umgekehrt ist auch hier zu sagen, daß nur eine von außen kommende Zuwendung, die geeignet ist, das Selbstwertgefühl dieses Menschen zu stabilisieren, eine suizidale

[91] Vgl. auch meinen Aufsatz: Theologisch-anthropologische Marginalien zur Selbstmordproblematik, in: WzM (1974), 220ff.

Entwicklung hemmen kann. Wieder erweisen sich die suizidhemmenden Faktoren als kommunikative.

Aus den angestellten Überlegungen heraus und im Blick auf die sozialpsychologischen Wahrscheinlichkeitsberechnungen formuliere ich folgenden Grundsatz: Die Abschätzung der Suizidalität ist ein prognostischer Akt, der nur dann zu einer wahrscheinlichen Aussage über eine eskalierende suizidale Dynamik führt, wenn und solange diese nicht durch eine den Suizidalen erreichende, von anderen Menschen kommende, kommunizierende Bewegung daran gehindert wird, sich fortzusetzen. Daraus folgt: Je abgeschlossener nach außen und je verschlossener untereinander die Mitglieder eines sozialen Systems, einer Gruppe, leben, um so größer ist die Gefahr, daß eine abgeschätzte Suizidgefahr Wirklichkeit wird. Ferner gilt: Je geringer die kommunikativen Fähigkeiten in einer Gruppe sind, um so größer ist die Suizidgefahr. Und schließlich ist zu sagen: Die von außen zu dem Suizidalen kommende Bewegung muß diesen auch wirklich erreichen; anders gesagt: das Wort muß Fleisch werden, Gegenwart sein, Nähe und Wärme. Kirchlich gesehen heißt das: es ist mehr Gemeinde am Ort gefragt und weniger Kirche als Institution.

Ist es richtig, die Frage nach den suizidhemmenden Faktoren von einem Verständnis von Leben (und Glauben) als Kommunizieren her zu beantworten, dann hat das Konsequenzen für die Abfassung von sogenannten Persönlichkeitsinventaren. Sie sind dann nämlich als sehr problematisch anzusehen, wenn sie erstens überwiegend negative, in unserem Fall also suizidfördernde Momente erfragen; zweitens sind sie problematisch, wenn die mit ihrer Hilfe betriebene Abschätzung der Suizidalität jene von außen kommenden Faktoren nicht mit einbezieht, und drittens haben sie gewichtige Mängel, wenn sie sich auf die Erstellung von Momentaufnahmen beschränken und dem Prozeßcharakter von Leben nicht Rechnung tragen. Das ist, wie gesagt, deshalb so, weil Suizidverhütung nur durch das Aufbauen einer neuen Interaktion, eines neuen Kommunizierens möglich ist. Insofern läßt sich sagen, daß aus der Debatte um die Abschätzung der Suizidalität generell eine andere werden sollte: eine Debatte um die Frage nach dem, was im Leben erhält und deshalb auch eine mögliche Suizidalität nicht virulent werden läßt. Der zweite Teil des Buches wird dieser Frage nachgehen.

Zweiter Zwischengedanke: Wann ist Verlorenes verloren? Das Gleichnis Lukas 15, 11–32

Noch einmal will ich auf das Gleichnis Lukas 15,11–32, eingehen, in dem Jesus von einem jungen Mann erzählt, der eines Tages von Zuhause weggeht. Er will ein anderes Leben führen als das, was er hat. Er will nicht mehr im Elternhaus als der zweite Sohn von Vater und Mutter und auch nicht als der jüngere von zwei Brüdern leben. Auch anderes soll anders werden; offenbar paßt ihm die Art nicht, wie man zu Hause lebt, denn er geht weit weg „in ein fernes Land" und führt „ein zügelloses Leben"; ein „heilloses" Leben, sagt das griechische Wort dafür. Und damit er das kann, hat er sich sein Erbteil auszahlen lassen, als wäre der Vater schon tot.

Uns ist das Gleichnis erzählt worden als das Gleichnis vom „verlorenen" Sohn. Und es sieht ja auch eine Zeitlang so aus, als wäre er verloren, weil er alle Beziehungen abgebrochen hat, die für ihn bis zur Bitte um die Auszahlung des Erbteils sein Leben bedeutet und gesichert haben. Die Hungersnot und das Fremdsein im fremden Land tragen noch dazu bei, daß er eines Tages die Schweine am Trog als Konkurrenten um die Treber hat, nachdem sein Erbe durchgebracht ist. Doch er ist nicht verloren. *Eine* Lebensbeziehung hat er noch; an sie erinnert er sich in der Not, ihr geht er nach und sie erweist sich als der lebensrettende Einfall. Denn diese Lebensbeziehung ist ihm ins Denken ein-gefallen, weil sie nicht aus ihm selbst kommt, sondern von außen, vom Vater her. Er, der Vater, feiert das Fest, er nennt die Devise: „Dieser, mein Sohn, er war tot und ist wieder lebendig geworden, er war verloren und ist wiedergefunden worden." Zweimal sagt der Vater diese wichtigen Sätze. Doch bis heute nennen die meisten, die das Gleichnis erzählen, jenen jungen Mann den „verlorenen Sohn". Obwohl der Vater ihn nie verloren gegeben hatte, ihn also erwartete, suchte und schließlich wiederfand, nennen ihn die meisten den „verlorenen Sohn". Wenn aber der Vater den Sohn nicht verloren gegeben hat, dann müssen diejenigen, die „das Gleichnis vom verlorenen Sohn" weitererzählen, ihn selber wohl verloren geben. Dann wollen sie ihren Hörern wohl sagen: ‚Glaubt es nur nicht, was in dem Gleichnis da von diesem Vater gesagt wird! Und nehmt ihn euch ja nicht als Beispiel, wenn ihr selber Väter seid! Solche Väter gibt es ja auch gar nicht, wie jeder weiß. Und außerdem: das tut man nicht, was dieser Sohn getan hat, und darum hat er auch kein Anrecht auf Vergebung. Der ist verloren und bleibt verloren! Haltet ihr euch lieber an den älteren Sohn, der seine Pflicht tut. Und der vergibt seinem Bruder ja schließlich auch nicht!'

Wann ist Verlorenes verloren? Wenn es keiner mehr sucht, weil es verloren*gegeben* wird. Wenn Leben aus Beziehungen, aus Verhältnissen besteht, die Menschen zueinander haben, dann ist alles, was diese Lebensbeziehungen festhält und fördert, der erste Beitrag auch zur Suizidverhütung. Dann ist Vergebung sicher ein wesentlicher Beitrag zur Suizidverhütung, weil Vergebung nicht verloren gibt. Und dann ist eine Haltung, aus der heraus der lange erwartete und wiedergefundene Sohn, der von seinem Vater niemals verloren gegeben wurde, dennoch bis heute verloren genannt wird, Dokument dafür, daß uns die, die uns das

Gleichnis so weitererzählt haben, dessen gute Botschaft gerade nicht glaubwürdig finden lassen wollten, weil sie selbst sie nicht glaubwürdig gefunden haben. Deshalb stellten sie dem Gleichnis eine Bezeichnung voran, die den zeitweise und nur scheinbar Verlorenen nun wirklich verloren sein und bleiben läßt. So etwas nennt man in der Kommunikations-Theorie eine „mitlaufende Gegeninformation", die die mitzuteilende Information (die gute Botschaft von Gott, der niemanden verloren gibt) in ihrer Aussage neutralisiert, ja eigentlich paralysiert. Wo so erzählt wird, geschieht es nicht aus bösem Willen, sondern vielmehr deshalb, weil der Erzähler seine eigene Lebenserfahrung mit in das Erzählte einfließen läßt. Und in dieser Lebenserfahrung wird eben solch ein Vater wie im Gleichnis nicht wahr zu nehmen gewesen sein, wohl aber gab es solche Brüder. Doch soll die gute Botschaft dieser Lebenserfahrungen wegen auch in Zukunft paralysiert werden?

Daß Verlorenes verloren ist, wenn es verloren gegeben wird, ist also nur die eine Seite des Problems. Die andere erscheint in der Vermutung, daß schöne Darstellungen, wie sie „das Gleichnis von der Liebe des Vaters" (Joachim Jeremias) vermittelt, keinen Glauben finden können, wenn ihnen keine bekannte Wirklichkeit entspricht. Es kann aber auch sein, daß ihnen keiner glaubt, weil solch schöne Vorstellungen bereits so (paralysiert) erzählt werden, daß auch eine vorhandene Wirklichkeit nicht zur Kenntnis genommen werden kann. Dann hat das Gleichnis nämlich unversehens die Glaubwürdigkeit einer Phantasmasorie erhalten, und ein so entstelltes Gleichnis wie das vom „verlorenen Sohn" spricht dann eben von Verlorenem, als sei vom verlorenen Paradies die Rede. Und das liegt eben außerhalb alles hier Erreichbaren. Doch: mit dem Gleichnis hat Jesus begründen wollen, warum er sich zuvor mit Menschen an einen Tisch gesetzt hatte, die offiziell als verloren galten und die keiner mehr als Tischgenossen akzeptieren wollte. Er hatte also eine neue Wirklichkeit geschaffen, ehe er das Gleichnis erzählte. Oder anders gesagt: Das Gleichnis ist die verbale Explikation eines nonverbalen Geschehens und lautet: was nicht verloren gegeben wird, braucht auch nicht verloren genannt zu werden. Wobei zu beachten ist, daß das für beide gilt, für den, der scheinbar verloren geht, wie für den, der scheinbar jemanden verliert.

Mit diesen Gedanken zu Lukas 15,11–32 will ich schon eine Antwort auf die Frage gegeben haben, was uns im Leben hält. Sie lautet: im Leben halten uns Menschen, die zu uns halten, und solche, zu denen wir halten können. Das Gleichnis will ins Nonverbale zurückgenommen, muß ins alltägliche Leben hinein als Gleichnis aufgehoben werden, um für andere wieder ein Gleichnis werden zu können, das dazu Mut macht, niemanden verloren zu geben.

III. Die Sinn-Frage

1. Suizidalität und die Frage nach dem Sinn des Lebens[92]

Wer die Frage stellt, welchen Sinn es habe weiterzuleben, und nach Antworten sucht, stimmt der Grundannahme zu, daß Leben und Sinn des Lebens zusammengehören. Wer weiterleben können will, bedarf also eines Sinnes für eben dieses Weiterleben. Oder anders formuliert: Leben, das als sinnvoll erlebt wird, ist auf ein Wozu, ein Wofür, ausgerichtet, es hat einen Inhalt. Dieser Sinn des Lebens, sein Inhalt, sein Ziel, sind aber zugleich die Kräfte, die den einzelnen Menschen dann auch Leiden bzw. die sogenannten Schicksalsschläge ertragen lassen. Da diese Leidensereignisse in Teilbereichen der persönlichen Existenz einen vorhandenen Sinn entziehen oder zumindest verdunkeln können, bedarf es eines Lebenssinns, der umfassender als nur für Teilbereiche zur Verfügung steht und als ausreichende Kraft für Teilverluste wirksam werden kann. Wir werden also sehr differenziert nach dem Sinn des Lebens zu fragen haben.

Reden wir so vom Sinn des Lebens eines Menschen, so ist hervorzuheben, daß es in der Sinnfrage um mich selbst geht – Lebenssinn und Biographie gehören zusammen. Ob mein Leben für mich sinnvoll ist, kann nur ich sagen – mag mein Leben auch für andere in vieler Weise sinnvoll sein. Der Sinn eines Menschenlebens kann jedenfalls dem einzelnen Menschen nicht beliebig von Dritten durch Deutung seiner Biographie und Lebenssituation eröffnet werden. Kein Seelsorger und „kein Arzt kann einem Kranken sagen, *was* der Sinn“[93] z.B. seiner Krankheit[94], seines so und nicht anders verlaufenen Lebens ist; das kann jeder nur für sich sagen. „Der .... Satz ist unbestreitbar: Es geht in der Sinnfrage um

[92] Ich beziehe mich in diesem Kapitel auf meinen in Anm. 26 genannten Aufsatz.

[93] V. E. Frankl, Aphoristische Bemerkungen zur Sinnproblematik, in: N. Petrilowitsch (Hrsg.), Die Sinnfrage ..., aaO., 429. Frankl hat den Typ von Neurose, der durch ein „existentielles Vakuum“ zustande kommt, als „noogene Neurose“ bezeichnet, die sich von der psychogenen Neurose diagnostisch differenzieren lasse. 20 % aller Neurosen rechnet Frankl dem noogenen Neurosen-Typ zu (aaO., 420, Anm. 5). Die Therapie der Wahl ist die „Logotherapie“, vgl. V. E. Frankl, Der Wille zum Sinn. Ausgewählte Vorträge über Logotherapie. Mit einem Beitrag von E. S. Lukas, Bern-Stuttgart-Wien 1972; ders., Ärztliche Seelsorge. Grundlagen der Logotherapie und Existenzanalyse, München [8]1975; ders., Anthropologische Grundlagen der Psychotherapie, Bern-Stuttgart-Wien 1975.

[94] Das gilt für alle psychischen und somatischen Krankheiten.

mich selbst."[95] Ein Dritter kann nur *seinen* Glauben, *seine* Überzeugung bekennen, daß das Leben Sinn habe, auch wenn dieser für den Betroffenen zur Zeit nicht verstehbar sei und von diesem wieder selbst gedeutet werden müsse.

Doch wie in der Sprache derer, die über Sinnlosigkeit klagen, oft übergangslos vom Sinn *ihres* Lebens und vom Sinn *des* Lebens die Rede ist, so gibt es auch einen sachlichen Zusammenhang. Zwar gilt: Es gibt nur einen Sinn des Lebens für einen Menschen. Dieser Sinn wird individuell erlebt, ist personalbiographisch gebunden und bleibt das auch durch alle ihn verändernden Lebensphasen und Lebensbeziehungen hindurch[96]. Doch damit hängt eben auch das andere zusammen, das festgestellt werden muß: Der Sinn eines Menschenlebens ist nie nur an eine Person gebunden, sondern greift über die eigene Person hinaus: andere Personen aus der individuellen Geschichte, Gegenwart und Zukunft, Ereignisse der Weltgeschichte, die ihn betroffen machen, überindividuelle, soziokulturell vermittelte Werte und Normen, das von ihm Geglaubte und anderes mehr sind Elemente, die die Gestalt[97] des Lebenssinns für den einzelnen Menschen bestimmen[98]. Der größte Teil dieser Elemente des Lebenssinns und die Art ihrer Beziehungen untereinander sind dabei kaum Größen, die als solche, also als den Sinn bestimmend, im Bewußtsein sind. Nur zu oft wird ihre Bedeutung erst erkannt, wenn sie verloren gehen.

Beide Seiten des Sinns, die individuelle und die überindividuelle, schließen sich, wie leicht erkennbar, nicht aus, sondern gehören komplementär zueinander. Wenn sich der Sinn des Lebens aus individuellen und überindividuellen Elementen zusammensetzt, kann er zwar demoliert werden oder zu Zeiten gar verloren zu gehen drohen wie zum Beispiel durch Partnerverlust oder Partnerenttäuschung, durch Entwertung von Werten, durch Schuld oder durch psychodynamische Veränderungen. Aber die überindividuellen Elemente des Sinns gewähren dann doch, und zwar ausschließlich sie, die Möglichkeit, nach und inmitten von Sinnverunstaltungen dennoch den Sinn des Lebens zu finden. Keiner muß also den Sinn des Lebens mit dem verlorenen oder demolierten Sinn*element* gleichsetzen.

---

[95] H. Gollwitzer, Krummes Holz – aufrechter Gang. Zur Frage nach dem Sinn des Lebens, München [4]1971, 23.

[96] Sinn kann nicht gegeben, sondern nur gefunden werden, vgl. V. E. Frankl, Aphoristische Bemerkungen ..., aaO., 423; „Sinn geben würde auf moralisieren hinauslaufen" (aaO., 428).

[97] „Gestalt" wird hier im Sinn von V. v. Weizsäcker, Der Gestaltkreis, = stw 18, Frankfurt/M. 1973, 252 ff, verwendet.

[98] Daran ändern auch Versuche nichts, die Sinnfrage überhaupt wegzudiskutieren; vgl. die philosophischen Positionen von Flake, Lawrence, Popper, Albert und anderen, zit. bei H. Gollwitzer, Krummes Holz – aufrechter Gang, aaO., 21ff.

Aus den bisherigen Überlegungen läßt sich eine These formulieren: Der überindividuelle Sinn des Lebens umgibt und entläßt immer neu den individuell erfahrbaren Sinn des Lebens. Ohne einen überindividuellen Sinn des Lebens gäbe es einen individuell erfahrbaren, das Leben des einzelnen tragenden Sinn des Lebens nicht. Der Grund dafür ist von unserem anthropologischen Ansatz her zu finden: Wenn Leben heißt Lebensbeziehungen zu haben, und wenn Lebensbeziehungen Sinn konstituieren, dann hängt das Individuelle notwendig mit dem Überindividuellen zusammen.

Wer dieser These zustimmt, erkennt, daß die Antwort auf die Frage, ob jemand sein Leben als sinnvoll oder sinnlos erfährt, ganz entscheidend davon abhängt, ob er den Sinn seines Lebens rein individualistisch durch sich, durch das, was *er* ist und hat, bestimmt sieht, oder ob er andere und anderes als auch für sich sinngebend anerkennen und erkennen kann.

Sieht man dazu auf eine heute beliebte Formel, wonach „Menschen, die geliebt werden und selbst lieben, ... nicht nach dem Sinn des Lebens" fragen, weil sie „ihn in ihrem befriedigten Lebensgefühl" haben[99], so ist der zugleich Liebende und Geliebte gewiß voller Zustimmung. Und doch ist der Bogen damit bereits überspannt; denn es kann nicht übersehen werden, daß dann, wenn eine intakte Partnerbeziehung für den Sinn des Lebens selbst gehalten wird, schon die Sinnkrise verbreitet sein kann, jedenfalls, wenn das Selbstgefühl der Partner ganz von der Anwesenheit des jeweils anderen Teils abhängig ist. Andere Lebensabschnitte, die wie das Ende der Familiengründung, wie das Klimakterium und wie das Ende des beruflichen Aufstiegs beim Mann unweigerliche Schlußpunkte setzen[100], können die gewohnten Formen des Liebens und Geliebtwerdens in der Partnerbeziehung ebenfalls derart umgestalten, daß ein allein daran gebundener Sinn des Lebens höchst gefährdet wird, ja unter Umständen sogar selbst Sinnkrisen erzeugend wirken muß. Der Partner ist zwar in allen Krisen, solange die Partnerschaft ungetrübt andauert, so etwas wie ein ultimum refugium, aber er kann eben doch nicht wirklich die letzte Zuflucht sein und einen umfassenden Sinn des Lebens auch nicht garantieren. Denn wer Glück hat im Heute, weiß dennoch um Zeiten ohne Glück, bei sich und bei anderen Glücklosen im Heute. Auch durch trauerndes Sich-Erinnern und dadurch, daß man da, wo es eigentlich andere betrifft, mit leidet oder sich mit freut, ob man sich selbst mit bestätigt oder mit angegriffen fühlt, wo andere bestätigt oder angegriffen werden – das Überindividuelle der erkennbaren Lebensprozesse wird mitvollzogen. Und die dann auftauchende Frage nach einem umfassen-

---

99 H. Harsch, Theorie und Praxis des beratenden Gesprächs, München 1973, 192.

100 Vgl. H. Pohlmeier, aaO., 55ff; R. Eckartsberg, Die Krise der Lebensmitte, in: N. Petrilowitsch (Hrsg.), Die Sinnfrage ..., aaO., 483–491, bes. 490.

den Sinn läßt sich nicht mit systemkomplextheoretischen Modellen beantworten[101]. Von unserem Ansatz her legt es sich nahe zu sagen, daß der nicht nur das Leben des einzelnen, sondern alles Leben und seine Zukunft umfassende Sinn nicht zu erschließen ist, sondern an Offenbarung und zukünftige Geschichte gebunden bleibt: „Einen unbedingten Sinn zu retten, ohne Gott, ist eitel" (M. Horkheimer)[102].

Daraus folgt: Je mehr der Glaube an einen überindividuellen Sinn des Lebens unter uns schwindet, je problembeladener, übergewichtiger und risikoreicher wird das Leben für den einzelnen Menschen, da er den Sinn des Lebens mehr und mehr aus seinem eigenen Ich herauszupressen versucht und ihn so doch nicht finden kann. Je mehr werden aber auch Institutionen wie z.B. Ehe und Familie aus ihren für die Mitglieder durchaus unterschiedlichen und sich zudem wandelnden Bedeutungen herausgenommen und allein unter dem Aspekt des Glücks in der Partner-(Zweier-)Beziehung betrachtet und damit zwangsläufig überfrachtet[103]. Die Antwort auf die Frage, wozu jemand vom Heute aus und gerade vom Heute einer Sinnkrise aus, weiterleben kann, wird also auch davon abhängen, ob er glauben kann, daß der überindividuelle Sinn des Lebens seine und fremde Vergangenheit und Zukunft umschließt, indem er etwas sagt von dem Woher und Wohin aller Geschichte. Damit ist auch gesagt, daß die Sinnfrage erst im Offenbarwerden des totalen Sinns zur Ruhe kommt (vgl. Augustinus: „Meine Seele ist unruhig, bis sie zur Ruhe kommt in dir").

Nun mögen die bisherigen Ausführungen so klingen, als seien sie unter Absehen von der Suizidproblematik zustande gekommen. Unberücksichtigt scheint vor allem, daß dem Depressiven ja ein Zugang zu individuellem Sinn und gar zu überindividuellem Sinnzusammenhang verwehrt ist. Mit dem Sinn des Lebens verbundene, gestaltungsfähige Zukunft ist für ihn nicht im Blick. Im Gegenteil: „der Ausblick des Depressiven ist so unerträglich, daß in der Linie dieser Krankheit die Tat steht, die alle Sinnesgesetzlichkeit zerreißt" – eben „der Selbstmord oder die Selbstmordneigung"[104]. Was für den Depressiven, den Melan-

---

[101] Vgl. Th. W. Adorno, Negative Dialektik, Frankfurt/M. 1970, 367: „Leben, das Sinn hätte, fragte nicht danach; vor der Frage flieht er."

[102] Bei D. Sölle, Christus oder Prometheus. Eine Auseinandersetzung mit Helmut Gollwitzer, in: Merkur 26 (1972), 701–709, hier 702.

[103] Wer Sinn (ausschließlich) aus sich selbst gestalten will, wer Sinn *wollen* will, wird permanente Steigerung gestalten müssen, und dann, wenn die Kraft erschöpft ist, im Kampf gegen die Windmühlenflügel des fremd bleibenden Schicksals, das sich dem Willen nicht unterwirft, verzweifeln *müssen*.

[104] W. Schulte, Glaube und Unglaube des Depressiven, in: EvTh 11 (1951/52), 172–187, hier 183. Vgl. ferner auch 179: Den bis zum „Gefühl der Gefühllosigkeit" Depressiven erreicht keinerlei Argumentation mehr: „Alle Zufahrtswege, auf denen man (z.B.) im seelsorgerlichen Zuspruch meint einwirken zu können, sind blockiert."

choliker[105], gilt, gilt auch für andere, zum Suizid hingedrängte psychisch Leidende. Denn die jeder Suizidhandlung vorausgehende psychopathologische Dynamik führt ja zur weitgehenden Einengung der Glaubens- und Erlebnisfähigkeit, zur Verengung des Spielraumes für Denken, Fühlen und Gestalten, und reduziert so Schritt für Schritt auch die Möglichkeiten, Sinn im Leben erkennen zu können. Totaler Sinnverlust ist aber – nicht nur für den Suizidgefährdeten – unerträglich, wenn er länger andauert. Wo aber der Sinn des Lebens von einem Menschen so total verneint wird, daß er kein Wozu für das Weiterleben mehr erkennen kann, kann der Suizid eben zu dem einzigen werden, was als *Handlung* noch Sinn hat.

Obwohl das so ist, wage ich anzunehmen, daß das Suchen nach Sinn, auch nach überindividuellem Sinn, selbst für den – von außen betrachtet – in der Sinnlosigkeit versunkenen, suizidalen Menschen nicht aufgehört hat. So weitgehend bin ich bereit, Viktor E. Frankl recht zu geben, wenn er von dem Faktum spricht, „daß es dem Menschen zunächst und zuletzt um den Sinn *und nichts als den Sinn* geht“[106]. Das „Zuletzt“ in Frankls Satz verbinde ich dabei ausdrücklich mit dem Stadium der Suizidgefährdung. Ich glaube aber auch, daß jener Aufbruch, von dem ich im Zusammenhang mit der Kafka-Parabel sprach, den *Sinn* als Weg und Ziel sucht. Es ist wohl so: Das Sich-Ausstrecken nach dem Sinn ist eine anthropologische Qualität, die nicht verlorengeht[107].

Davon ist nicht abzurücken. Doch die Suche nach dem Sinn kann sich in eine gerade gegenläufige Energie verkehren und das Erleben von Sinn unmöglich machen – eben durch den Suizid[108]. Ist für den Nicht-Suizidalen die Suche nach dem Sinn des Lebens mit Sinn-erleben-Wollen und dem Glauben an ein Sinn-erleben-Können während seiner Lebenszeit verbunden, so ist die Tragik des akut Suizidgefährdeten die, daß er nicht mehr glaubt, während seiner Lebenszeit Sinn erleben zu können, sondern nur noch durch den suizidalen Aufbruch. Ich kann auch so formulieren: Wo der Nicht-Suizidale die Frage, welchen Sinn es habe weiterzuleben, damit beantwortet, den erkannten Sinn auch erleben zu wollen und zu können, *verkehrt sich für den Suizidgefährdeten die Frage selbst*: er fragt nach dem Sinn des Nicht-mehr-Weiterlebens und findet als Antwort, daß er nur durch den Suizid den gesuchten Sinn des Lebens

---

[105] Zum Typus melancholicus vgl. W. Schulte, Psychotherapeutische Bemühungen bei der Melancholie, in: N. Petrilowitsch (Hrsg.), Die Sinnfrage ..., aaO., 294–314, hier 295ff. Zentrales Charakteristikum ist die „erlebte Leblosigkeit“ (299ff), das „Gefühl für Gefühllosigkeit“, das „Nichttraurigseinkönnen“ (298).

[106] V. E. Frankl, Aphoristische Bemerkungen ..., aaO., 415.

[107] Vgl. W. Schulte, Psychotherapeutische Bemühungen ..., aaO., 303.

[108] Da zum Vollzug einer suizidalen Handlung eine Energie gehört, die alle Hemmnisse überwindet, sind Zeiten der Antriebslosigkeit weniger mit Suizidalität verbunden als solche, in denen etwa eine neue Handlungsfähigkeit und Aktivität erwacht sind.

finden, nur so leben und sterben kann. Die in diesem Satz steckende Paradoxie, daß etwas, was das Leben verweigert hat, im Suizid gesucht wird, spricht auch von der Sinnproblematik her noch einmal die spezifische Antilogik aus, die sich mit der Suizidneigung verbindet. Es geht darum, Mängel, die erfahren worden sind, auszugleichen oder anders gesagt: die Gestalt des eigenen Lebenssinns durch Ausgleichen des Fehlenden, Verletzten oder Verlorenen zu heilen. Auch für dieses aktive, unter Einsatz der eigenen Existenz geschehende Suchen nach dem Sinn des Lebens gibt es wohl kein besseres und einleuchtenderes Symbol als das des Aufbruchs[109]. Denn wenn es stimmt, daß der Sinn des Lebens nichts statisch Ruhendes ist, sondern sich in seinen individuellen und überindividuellen Elementen mit wechselnden Lebenssituationen auch teilweise wandelt[110], so ist, pointiert gesagt, der morgen erkennbare Sinn nicht mehr exakt der von heute. Oder anders ausgedrückt: der Sinn des Lebens geht dem Sein im Heute voran, wie Jahwe in jener Wolke Israel während der Wüstenwanderung vorausging[111]. Der Hebräerbrief des Neuen Testaments hat das Bild vom wandernden Gottesvolk später wieder aufgenommen und formuliert, daß wir „hier keine bleibende Stadt" haben, „sondern die zukünftige, die suchen wir"[112]. Auch Jesus meinte wohl nicht einfach Ruhelosigkeit, wenn er davon sprach, daß die Füchse ihre Gruben und die Vögel des Himmels ihre Nester haben, „des Menschen Sohn aber hat nichts, wo er sein Haupt hinlegen kann"[113]. Jesus meinte den Sinn des Lebens, der mit der Zukunft vom Jetzt aus auf uns zukommt und uns in Anspruch nimmt, immer neu. Und im christlichen Glauben spielt darum die eschatologische Hoffnung auf das kommende Reich Gottes, das von Gott her die Erfüllung und Vollendung aller Hoffnungen auf Menschlichkeit bringen wird, eine zentrale Rolle. Es schließt wohl die Sinnfrage ein, wenn Jesus sagt: „An jenem Tage" – am Tage seiner Wiederkunft also – „werdet ihr mich nicht (mehr) fragen."[114] Denn „ich werde euch wiedersehen, und euer Herz wird sich freuen, und eure Freude wird niemand von euch nehmen."[115] „Reich Gottes" und ein offenbar gewordener Sinn des Lebens in allen Bezügen sind also für die Schrift Synonyma.

Was ist aber dann, wenn ein Mensch in die totale Sinnlosigkeit gestürzt ist, keinen Sinn mehr erkennt bzw. weder für *sein* Leben noch für das

---

109 Siehe o. S. 30.

110 Vgl. H. Harsch, aaO., 192.

111 Vgl. Th. W. Adorno, Negative Dielaktik, aaO., 368: „Was ohne Schmach Anspruch hätte auf den Namen Sinn, ist beim Offenen, nicht in sich Verschlossenen."

112 Hebräer 13,14.

113 Matthäus 8,20.

114 Johannes 16,23.

115 Johannes 16,22.

Leben einen Sinn erkennen *kann*? Was sagen wir einem akut Suizidgefährdeten, der fortwährend davon spricht, daß das Leben keinen Sinn habe, und der deshalb drauf und dran ist, sich zu suizidieren? Ich vermag nicht zu sehen, was einem akut Suizidgefährdeten als „Dazu" für sein Weiterleben *gesagt* werden könnte, um ihn vor dem Suizid zu bewahren. Er wird eher, und im akuten Stadium ausschließlich, jenes nur für ihn wahrnehmbare Trompetensignal zum Aufbruch „weg von hier" hören. Sagen[116] kann ich dann nichts. Ich kann nur eins: Wenn ich glaube, daß dies der falsche Aufbruch ist, mich an ihn und ihn an mich binden[117], solange bis er die in den Tod lockenden Signale nicht mehr als unwiderstehlich erlebt. Erst dann kann ich ihm helfen, Sinn wieder oder neu zu finden. Und das wird nicht anders gehen, als daß meine Zuwendung zu ihm seine erste, neue Sinnerfahrung wird, nämlich: „Wichtig (zu) sein in personaler Beziehung, also in Liebe und Gegenliebe."[118] Erst von dieser Sinnerfahrung her wird sich sein Fragen irgendwann ausstrecken können zur Frage nach dem unbedingten, nicht mehr durch meine Zuwendung allein bedingten Sinn des Lebens. Und erst wenn er zu diesem Sich-Ausstrecken gefunden hat, kann ich hoffen, daß nicht die nächste Krise, die vielleicht durch mein Versagen Sinn wieder in Zweifel kommen läßt, zum Versinken *des* Sinns führt.

In welcher Richtung sich Sinn für den Suizidalen aber konkretisieren, füllen wird und wie ihm nach Überwindung der suizidalen Krise dabei geholfen werden kann, dafür gibt es keine allgemeingültige Regel, denn eine allgemeingültige *Konkretion* von Sinn gibt es nicht. Daß für den Suizidalen aus dem Nicht-mehr-weiterleben-Können wieder ein Weiterleben-Können wird, dazu muß der Suizidale Ansätze dafür erkennen können, daß der von ihm mehr und mehr nur noch im Suizid für erreichbar gehaltene Sinn sich im Weiterleben finden läßt. Wer ihm dabei helfen will, muß dann das Wozu seines sich ihm aufdrängenden Suizids, also den Sinn des Nicht-mehr-weiterleben-Wollens, herausfinden. Das kann über eine Analyse der Motive für die suzidale Handlung geschehen. Danach geht es darum, ihn begleitend, zu versuchen, diesen Sinn mit ihm im

---

[116] Vgl. Th. W. Adorno, aaO., 367: „Fragt ein Verzweifelter, der sich umbringen will, einen, der ihm gut zuredet, davon abzulassen, nach dem Sinn des Lebens, so wird der hilflose Helfer ihm keinen nennen können. Sobald er es versucht, ist er zu widerlegen."

[117] Die durchgehaltene Zuwendung „wird von dem Kranken trotz anfänglicher Ablehnung meistens nachher doch dankbar gebucht, wenn man sich durch nichts, auch nicht durch sie selbst, ... hat abbringen lassen". So W. Schulte, Glaube und Unglaube ..., aaO., 179, vgl. 186. Schulte warnt jedoch vor der Hoffnung, durch diese Zuwendung allein eine Heilung herbeiführen zu wollen. Schulte zitiert E. Thurneysen: „Nichts Schlimmeres als geistliche Therapeuten, die gleich heidnischen Medizinmännern den Glauben und das Gebet als Mittel benutzen, um Heilerfolge zu erzielen. Von solcher Absichtlichkeit führt der direkte Weg in die Magie" (vgl. E. Thurneysen, Praktische Seelsorge, = Siebenstern-Buch 148, Hamburg 1970, 119).

[118] H. Gollwitzer, Krummes Holz – aufrechter Gang, aaO., 266.

Leben Schritt für Schritt zu konkretisieren. Zu helfen ist jedenfalls nur, wenn man sich selbst in dieses Sinn-Suchen mit hineinbegibt und bereit ist, selbst als lebendiger Sinn für kurze oder lange Zeit zur Verfügung zu stehen.

Es ist kein Zufall, daß Überlegungen zur Frage nach der Suizidalität und dem Sinn des Lebens auch wieder mit einer Frage enden, nämlich mit der, wieweit wir bereit sind, im konkreten Einzelfall uns in Solidarität mit dem Sinn-Suchenden zu verbinden. Zum einen geht es bei jenem Kampf um Leben und Tod immer auch um *unser* Leben und um *unseren* Tod. Zum anderen kann es zu dieser Solidarität aber deshalb keine Alternative geben, weil wir niemanden anders vom Sinn des Lebens überzeugen können als dadurch, daß wir ihm durch uns selbst sinnerschließende Lebensbeziehungen anbieten.

2. *Der Stachel des Absurden*[119]

Albert Camus hat den Suizid das einzig ernsthafte Problem der Philosophie genannt („Der Mythos von Sisyphos"). Wenn einer glaubt, daß das menschliche Dasein, daß das, was wir als „Welt" erleben, in sich selbst weder Sinn noch Vernunft hat, wird er Camus' Meinung akzeptieren. Denn da ist es gleichermaßen „sinnvoll", weiterzuleben und sich zu suizidieren, denn *beides* ist dann ohne Sinn. Wo unser Dasein aber als absurd, als sinnlos, erlebt wird, bleibt im Grunde entweder nur die Frage, was für das Weiterleben und nicht für den Suizid spricht, oder es wird umgekehrt gefragt. Camus hat die Absurdität, die Sinnfreiheit, so verstanden, daß sich mit unserem Dasein keine Absicht verbindet. Das „reine Glück" ist das absichtslose Glück, wie eben Leben überhaupt um seiner selbst willen da ist. Später tritt – wie auch bei Sartre – ein sehr leidenschaftliches aktives Element in den Vordergrund: die Revolte gegen die Absurdität („Der Mensch in der Revolte"). In dieser Revolte wird zwar kein umfassender Sinn erzeugt, aber Partei ergriffen für eine

---

119 Zu diesem Kapitel verweise ich auf folgende Schriften: A. Adler, Der Sinn des Lebens, = Fischer Taschenbuch 6179, Frankfurt/M. ⁴1976; V. E. Frankl, Der Mensch auf der Suche nach Sinn. Zur Rehumanisierung der Psychotherapie, = Herderbücherei 430, Freiburg i. Br. ⁴1975; H. Hollwitzer, Ich frage nach dem Sinn des Lebens, = Kaiser Traktate 11, München 1974; B. Grom/J. Schmidt, Auf der Suche nach dem Sinn des Lebens, = Herderbücherei 519, Freiburg i. Br. 1975; W. Pannenberg, Was ist der Mensch? = Kl. Vandenhoeck-Reihe 139/140, Göttingen ²1964; H. Rolfes, Der Sinn des Lebens im marxistischen Denken. Eine kritische Darstellung. Mit einem Vorwort von J. B. Metz, Düsseldorf 1971; A. Sborowitz/E. Michel, Der leidende Mensch. Personale Psychotherapie in anthropologischer Sicht, = Wege der Forschung X, Darmstadt 1974; D. Sölle, Leiden, Stuttgart-Berlin 1973; dies., Die Hinreise. Zur religiösen Erfahrung. Texte und Überlegungen, Stuttgart ²1975; D. Wellershoff, Der Gleichgültige. Versuche über Hemingway, Camus, Benn und Beckett, = pocket 57, Köln 1975.

menschlichere Gestalt unseres Daseins, für die bessere conditio humana. Die Absurdität des menschlichen Daseins ist zum Stachel für die Revolte gegen die Absurdität geworden. Oft hat Camus gerade den Christen vorgeworfen, in dieser Revolte nicht entschieden genug mitgewirkt zu haben. Dieser Vorwurf war schon deshalb berechtigt, weil viele Kirchen über lange Zeit hin engagiert *dort* mitgewirkt haben, wo viele der zur Erkenntnis der Absurdität reizenden Zustände in dieser Welt produziert worden sind. Darüber hinaus aber ist wahrscheinlich, daß aus Gründen, die mittelbar mit einer falschen Jenseitserwartung zu tun haben, viele vermeidbare Absurditäten von den Kirchen nicht vermieden worden sind, um jener geschürten Erwartung das entsprechende Angebot monopolartig machen zu können – mit der Vertröstung auf ein für alle Defizite entschädigendes Jenseits.

So gewiß Anlaß zu solchen Eingeständnissen und Vorwürfen besteht – der Stachel des Absurden wäre auch dann in unserem Denken, wenn es jenes falsche Engagement von Kirchen und anderen bedeutenden Gruppen nicht gegeben hätte. Überall da, wo versucht wird, die weltimmanenten Phänomene auf einen ihnen innewohnenden Sinn oder eine in *allem* waltende Vernunft zu betrachten, kann nur die Erkenntnis der Absurdität stehen. Zwar gibt es viele Gesetzmäßigkeiten, auch übergreifender Art, die *in sich* als vernünftig und im Blick auf ihr Funktionieren auch als sinnvoll bezeichnet werden können; zwar läßt sich auch vermuten, daß es neben den jetzt erkannten noch eine Vielzahlt zu entdeckender Gesetzmäßigkeiten geben wird; doch seit Werner Heisenberg die „Unschärferelation" beschrieben hat, gehen zwar auf der einen Seite die Bemühungen um ein einheitliches Weltbild („Weltformel"), um eine „Einheit der Physik"[120], verstärkt weiter, doch auf der anderen Seite ist jene Hoffnung zum Ende gekommen, es würde eine totale Objektivierung der Natur einschließlich des menschlichen Daseins möglich werden, wenn wir irgendwann einmal genug wüßten. Eine solche Objektivierung ist deshalb nicht möglich, weil keiner von uns sich außerhalb des Welt- und Lebenszusammenhanges stellen und von dorther einen Satz, eine Formel sagen könnte, in der nicht nur ein fast unendliches Bündel ineinandergreifender Gesetzmäßigkeiten, sondern auch der Sinn des Weltganzen und des in ihm beobachtbaren Funktionierens ausgesagt würde. Aber auch dort, wo wir in der Weltimmanenz Gesetze suchen, finden und beschreiben, verändern wir – das war Heisenbergs revolutionäre Erkenntnis – durch unser Messen und Beschreiben das, was wir in

[120] Vgl. dazu Günter Howe, Mensch und Physik, Witten und Berlin 1963; A. M. K. Müller, Die präparierte Zeit. Der Mensch in der Krise seiner eigenen Zielsetzungen. Geleitwort H. Gollwitzer. Einführung W. Häfele, Stuttgart 1972; C. F. v. Weizsäcker, Die Einheit der Natur. Studien, München ²1971; ders., Der Garten des Menschlichen. Beiträge zur geschichtlichen Anthropologie, München 1977.

objektiven Gesetzen erfassen wollten: denn indem wir die „Objekte" unseres Erkenntnisdranges *für sich* nehmen, nehmen wir sie aus den Zusammenhängen heraus, in denen sie ohne unseren „objektivierenden" Eingriff nicht als unsere „Objekte", sondern als „Teile des Ganzen" miteinander verbunden sind[121]. Mit jenem Für-sich-Nehmen, wodurch wir uns die einzelnen Phänomene zu Objekten machen, verändern wir die Phänomene in ganz gewisser Weise; was wir an Ergebnissen erhalten, bleibt um das Maß dieser Veränderungen „unscharf".

Wir sind nur scheinbar vom Thema abgekommen, denn ich glaube, daß der Stachel des Absurden mit den gerade erwähnten Begrenzungen unserer Erkenntnismöglichkeiten zusammenhängt. Denn wenn ich es richtig sehe, geht es auch bei den Problemstellungen der philosophischen Physik der Gegenwart um *Veränderungen, die mit dem Wechsel von Beziehungen bzw. Relationen zu tun haben*: maßgeblich für die Unschärfe der Erkenntnis ist ja die geänderte Beziehung. Nun werden Erkenntnisse der Physik wie auch jeder anderen Wissenschaft in Form von Aussagesätzen formuliert. In ihnen wird das Neuerkannte (die „Information") mit Altbekanntem (dem „Redundanten") verbunden ausgesagt und dadurch in seiner Bedeutung verstehbar[122]. Auch hierbei wird also eine Beziehung hergestellt, und derjenige, der diese Beziehung am klarsten schafft, wird auch am besten verstanden. Für das Herstellen sprachlicher Beziehungen gibt es Mittel des eigentlichen und des uneigentlichen (also z. B. des gleichnishaften) Sprechens. Gleichnissprache ist dort angezeigt, wo wir von etwas reden, das außerhalb des „Faßbaren" liegt und eines Gleichnisses aus dem Bereich des „Faßbaren" bedarf, um kommunikabel zu werden[123]. Ganz verwandt verhält es sich mit Symbolen und Vergleichen, letztlich aber auch mit Literatur: in allem geht es um das im Dienst der Hermeneutik geschehende Herstellen von Beziehungen. Hans-Georg Gadamer hat dafür den übergreifenden Terminus „Horizontverschmelzung" gewählt[124]. Dabei darf aber Hermeneutik nicht im Sinne eines auf „Objektivierung" ausgerichteten Verstehens gedacht werden, sondern schließt die im Verstehen als Prozeß geschehende Hermeneutik des Selbst und Ich mit ein.

Wenn ich die für das Verstehen konstituierenden Beziehungen in der Sprache herausgestellt habe, so stimme ich damit Ludwig Wittgenstein

---

[121] W. Heisenberg, Der Teil und das Ganze. Gespräche im Umkreis der Atomphysik, München 1971, gibt zusammen mit dem o. Anm. 120 genannten Buch von Günter Howe nach wie vor die für Nicht-Physiker am ehesten geeignete Einführung in das mit der Quantenphysik verbundene Denken.

[122] Vgl. die Schrift „Information und Imagination", Vorträge von C. F. v. Weizsäcker, G. Mann, H. Weinrich, Th. Sieverts und L. Kolakowski. Vorwort von H. E. Holthusen, = Serie Piper 75, München 1973.

[123] So Franz Kafka, Von den Gleichnissen, in: Sämtliche Erzählungen, aaO., 359.

[124] H.-G. Gadamer, Wahrheit und Methode. Grundzüge einer philosophischen Hermeneutik, Tübingen ²1965, 286ff.

und Günther Patzig zu: „Die Grenzen meiner Sprache sind die Grenzen meiner Welt.“[125] Soweit (das an Vokabular und Grammatik gebundene) Denken und Sprechen reichen, reichen die „Verweisungszusammenhänge“ (Patzig) dessen, was für mich und mit mir Welt ist. Und jeder Verweis der „Teile des Ganzen“ aufeinander ist Element der Sinn-Aussage, zu der ich fähig bin aufgrund individueller und überindividueller Erfahrungen, die in mein Denken und Sprechen gekommen sind.

Das Absurde blickt uns aber überall da an, wo wir keine „Verweisungszusammenhänge“ herstellen können. Da haben wir Einzelphänomene oder auch Gruppen von ihnen, die sich gewissermaßen nur zu sich selbst „verhalten“, die sich aber in keiner Weise als „Teile des Ganzen“ begreifen lassen, und zwar weder logisch noch antilogisch-komplementär. Was vor allem bei Nietzsche und später u. a. bei Sartre an Absurdität des menschlichen Daseins und Weltgeschehens, an Wert- und Sinnfreiheit, postuliert wurde, mußte *notwendig* postuliert werden, nachdem Gott als Gegenüber zu Menschen und Welt negiert worden war. Denn Gott ist die einzige Möglichkeit, das Weltganze einschließlich unserer selbst in Beziehung zu setzen und eine Sinn-Aussage zustande zu bringen. Und dies eben nicht dadurch, daß *wir* uns aus dem Weltzusammenhang extrapolieren in die „draußen“ angesiedelte Position eines „externen Beobachters“ – der wir nie werden können, sowenig wir ein anderer werden können. Gott als Gegenüber, als Möglichkeit für uns, eine Beziehung zu finden, konnte nur so in unsere Sprache und Welt kommen, wie es geschehen ist: das *externe* „Wort ward Fleisch und wohnte unter uns, und wir sahen seine Herrlichkeit, eine Herrlichkeit als des eingeborenen Sohnes vom Vater, voller Gnade und Wahrheit“ (Johannes 1,14). Die „Herrlichkeit“ des „Sohnes vom Vater“ sind seine Gnade und Wahrheit. Nichts exklusiv für ihn, Jesus, Reserviertes ist das. Er ist für die zu ihm Kommenden der, von dem sie Leben lernen können (vgl. Matthäus 11,29–30); der Jünger heißt „Lernender“. Und was ist zu lernen? Jesus selbst als „Weg , Wahrheit und Leben“, und: „Ein jeglicher sei gesinnt, wie Jesus Christus auch war“ (Philipper 2,5), er, der neue Mensch. Und damit sind auch Sinn-Aussagen nicht nur möglich, sondern notwendig geworden: wo Wege zum Sinn des Lebens gefunden sind, sind sie geeignet, Not abzuwenden bei denen, die ohne Sinn leben und leiden. Ohne Sinn heißt wieder: ohne Lebensbeziehung. *Sie* sind auch jene „Kranken“, zu denen Jesus sich gesandt wußte.

Was nämlich für „das Ganze“ des menschlichen Daseins im Gegenüber zu Gott gilt, gilt für das Ganze der individuellen Existenz im Verhältnis zu ihrem Gegenüber auch: Erkennen geschieht dadurch, daß Menschen sich auf eine Beziehung zueinander und miteinander einlas-

---

[125] L. Wittgenstein, zitiert bei G. Patzig, Die deutsche Sprache im 20. Jahrhundert, Göttingen [2]1969, bes. 10–27.

sen. Erst als der „Erdling" (herbr. „Adam") sein Gegenüber sieht, kann er sie (hebr.: *ischāh*) und sich (*īsch*) als die, die Sinn in ihrer Beziehung haben, erkennen: die Frau den Mann und der Mann die Frau – auch wenn das 1. Mosebuch, damaliger Sitte entsprechend, dann nur vermerkt, daß Adam (nun schon Eigenname!) seine Frau Eva „erkannt" hat (1. Mose 4,1). Doch hat Eva Adam bei derselben Gelegenheit auch „erkannt".

Wenn das Absurde das Beziehungslose ist, so hat zu allererst der Tod etwas mit dem Absurden zu tun, denn er reißt Menschen aus Lebensbeziehungen heraus und schafft in vielen Fällen erst die Voraussetzung für absurde, also beziehungs- und darum sinnlose Selbsterfahrung. Was für den biologischen Tod gilt, gilt auch für seine anderen Erscheinungsformen, die sich noch im Leben einstellen. Wir sprachen bereits davon. Und eben hier, in diesem oder jenem Tod, zeigt das Absurde auch seinen wahren Stachel: keiner, den wir verlieren, kehrt wieder, und keiner ist zu ersetzen. Doch wissen wir andererseits: jeder, der verloren geht, wird, aufs große Ganze gesehen, durch andere ersetzt. *Diese* beiden Sätze lassen sich nicht nahtlos miteinander verbinden, auch nicht antilogisch-komplementär, denn an ihrer Nahtstelle hat *die* Erfahrung ihren Platz, die nicht wegzudenken ist: die Schmerzerfahrung. Ich glaube nicht, daß irgendeiner unter den Philosophen darauf gekommen wäre, sich mit dem Absurden zu befassen, wenn die Erfahrung des Absurden nicht so schmerzhaft wäre. Dabei spielt nicht einmal eine alles entscheidende Rolle, ob der Tod mich unmittelbar betrifft. Ich sagte es schon in der Einleitung: auch mittelbar – durch den Tod in Auschwitz oder Hiroshima – trifft uns der Tod *un*mittelbar. Doch: wozu sollen wir *das* ins Verhältnis setzen, so daß es einen sagbaren Sinn bekommt, und zwar auch für die Opfer? Da hilft keine Grammatik. Grauen lehrt das Schreien oder Schweigen. Wer weiß, was mehr schmerzt in Gottes Ohr? Mir scheint dies eine wichtige Frage in der Theologie zu sein.

Die Hoffnung braucht jedenfalls keiner zu haben, daß es irgendwann in unserer Weltzeit dazu kommen könnte, daß wir den Stachel des Absurden nicht mehr spüren. Versuche, seine lästige Spitze dadurch loszuwerden, daß man sich eine „heile Welt" organisiert und abschirmt von den anderen, führen genauso am Leben vorbei wie scheinfromme Versuche, Menschen unter Verweis auf eine angebliche Allwissenheit Gottes („Gott weiß schon, wozu das gut ist!") die Tränen zu verbieten. Die Botschaft des Neuen Testaments ist gerade, daß Gott sich nicht vom Leiden ferngehalten hat, sondern sich mit den Leidenden, vor allem mit den an Beziehungslosigkeit Leidenden, solidarisiert (Matthäus 25,31 ff). Harmonisierungs- oder Beschwichtigungstendenzen im Blick auf Unglück oder Leiden sind nicht zu erkennen. Und erst für das Eschaton gilt: „an jenem Tage werdet ihr mich nichts fragen" (Johannes 16,23). Solange aber Beziehungslosigkeiten in dieser Welt sind, sind auch Fragen da: ruhige, gelassene, deren Lösungen Zeit haben, aber auch schmerzhafte, an den Rand des Lebens drängende, die eine Antwort auch noch auf *den* Bescheid hin verlangen, daß es keine gibt, – weil das Absurde, das Beziehungslose, solange absurd bleibt, bis eine Beziehung hergestellt worden ist, die uns erlaubt, *mit* dem absurd Gewesenen zu leben.

Der Stachel des Absurden stachelt und wiegelt uns auf zur Revolte gegen alles Beziehungslose. Er steckt hinter allem Fragen und Forschen, hinter jedem gelassenen und hinter jedem anklagenden Warum? Er schickt uns auf den Weg zu antworten und zu trösten und das Unverbundene zu verbinden. Er leitet an, Heilung zu suchen, aber er verleitet bei dieser Suche oft auch dazu, sich auf Mittel einzulassen, die das Unglück nicht lösen, sondern besiegeln. Der Suizid ist eins von diesen Mitteln.

Der Stachel des Absurden erwächst aber auch aus den Zerrissenheiten, in die Liebe und Leiden und Gedanken an das Ende uns führen können, so daß wir nicht wissen, wohin.

3. „Wohin denn ich"?

a) Friedrich Hölderlin: Abendphantasie

Es liegt nicht daran, daß nicht genügend Platz auf der Erde wäre, daß diese Frage gestellt wird, und zwar nicht nur von Dichtern. Es müssen zwar viel zu viele Menschen in viel zu engen und unwürdigen Verhältnissen leben, und die Wohnungsnot ist ein rund um die Erde verbreitetes Elend, unter dem eine Unzahl von Menschen leiden. Aber wo der zu enge Raum nach dem Wohin? fragen läßt, da wissen wir doch wenigstens, wie die Antwort aussieht. Sie lautet: *Da*hin, wo genügend wohnlicher Raum ist, um als Mensch mit Menschen oder auch zu Zeiten allein leben zu können. Doch darum geht es hier nicht:

> Vor seiner Hütte ruhig im Schatten sitzt
> Der Pflüger, dem Genügsamen raucht sein Herd.
> Gastfreundlich tönt dem Wanderer im
> Friedlichen Dorfe die Abendglocke.
>
> Wohl kehren itzt die Schiffer zum Hafen auch,
> In fernen Städten, fröhlich verrauscht des Markts
> Geschäftger Lärm; in stiller Laube
> Glänzt das gesellige Mahl den Freunden.
> Wohin denn ich? Es leben die Sterblichen
> Von Lohn und Arbeit; wechselnd in Müh und Ruh
> Ist alles freudig; warum schläft denn
> Nimmer nur mir in der Brust der Stachel?

Am Abendhimmel blühet ein Frühling auf;
Unzählig blühn die Rosen und ruhig scheint
Die goldne Welt; o dorthin nimmt mich,
Purpurne Wolken! und möge droben

In Licht und Luft zerrinnen mir Lieb und Leid! –
Doch, wie verscheucht von töriger Bitte, flieht
Der Zauber; dunkel wird's und einsam
Unter dem Himmel, wie immer bin ich –

Komm du nun, sanfter Schlummer! zu viel begehrt
Das Herz; doch endlich, Jugend! verglühst du ja,
Du ruhelose, träumerische!
Friedlich und heiter ist dann das Alter.[126]

Friedrich Hölderlin beschreibt in seiner Ode „Abendphantasie" in den beiden ersten Strophen eine Feierabend-Welt, die nach der Geschäftigkeit des Tages und seiner Arbeit nun Frieden und Geborgenheit, den geselligen Kreis der Freunde beim Glanz des abendlichen Mahls beschert. Und er nennt in der dritten Strophe, in einer jetzt überraschend weitgefaßten Aussage, die Ordnung der „Sterblichen", die er darin erkennt: sie „leben ... / Von Lohn und Arbeit; wechselnd in Müh und Ruh/ Ist alles freudig". Es gibt sehr viele schlechte Gedichte oder auch nur Verse, die jenen Wechsel von Tag und Abend oder Nacht, von Geschäftigkeit und Ruhe in der Formulierung von Gesetzen zu fassen versuchen. In irgendeiner beschwichtigenden Nutzanwendung lehren sie dann, sich mit dem Auf und Ab in dieser Welt abzufinden, und z. B. darin einen tiefen Sinn zu erblicken, daß auf Regen Sonne folgt – womit Leidende bis heute nur zu oft vertröstet werden, und nur zu oft aus Verlegenheit, weil kein wirklicher Trost zur Hand ist, weil das Absurde absurd bleibt, – wo denn die schweigende Umarmung eigentlich besser wäre als ein Eingestehen, daß wir betroffen sind. Nichts von jener Weltbetrachtung finden wir hier. Das schöne Bild der „freudigen" Welt wird plötzlich morbide, durchsichtig auf eine andere hin, die nicht diese ist; sie, die andere, die „goldene Welt", „blühet auf" in der Abendphantasie: „ein Frühling". „Wohin denn ich?" – „O dorthin nimmt mich,/Purpurne Wolken!" Also: auf und hinaus und heraus! Da blüht eine ganz andere Beziehung auf als die zwischen „Müh und Ruh": da ist der Himmel auf einmal offen zu jener anderen Welt hin, zu der die Wolken den Sehnsüchtigen wie im Himmelswagen bringen – nicht um zu bleiben, nicht um zu wohnen, schon gar nicht um herabzuschauen, sondern damit „dro-

[126] In: Friedrich Hölderlin, Werke/Briefe/Dokumente. Nach dem Text der von F. Beißner besorgten Kleinen Stuttgarter Hölderlin-Ausgabe. Ausgewählt sowie mit einem Nachwort und Erläuterungen versehen von Pierre Bertaux, München 1969, 61f.

ben/In Licht und Luft zerrinnen mir Lieb und Leid! –". Doch der „Zauber" flieht, zurück bleibt der diesseitige Bereich der phantastischen Beziehung, wo „Lieb und Lied" nicht am Abend zerrinnen, sondern gerade aufbrechen, und der „Stachel" in der Brust sagt: „einsam/Unter dem Himmel, wie immer bin ich –."

In der Phantasie kann der Dichter diesen Himmel, der gar keine Wärme ausstrahlt und keinen Schutz verheißt, durchbrechen, in jenem sehnsuchtsvollen Aufblühen wird er verbunden mit der „goldenen Welt" und ihrer Ruhe, wo „Unzählig blühn die Rosen".

Es ist fraglos eine Lebensbeziehung besonderer Art, die der Dichter hat und die ihm „Licht und Luft" da „droben" erreichbar werden läßt. „Phantasie" heißt die Ode, phantastisch ist der Ausblick; aber phantastisch heißt nicht unwirklich, und der „Zauber" ist nicht faul. Eine Phantasie ist eine Erscheinung[127]; für die Art ihres Erscheinens ist das Wort „aufblühen" in Hölderlins Gedicht schon sehr treffend; denn was da erscheint, ist zu allermeist im guten Sinn attraktiv und fesselnd. Geist und Herz auf sich ziehend, wie Lebensanfänge sind: „ein Frühling."

Das Leben mit dieser Phantasie, in der Liebe und Leiden zerrinnen, zum Ziel kommen, ist Leben in einer Beziehung, die diese Welt, wie sie ist, übersteigt („zu viel begehrt/Das Herz") und den Menschen in seinem Innersten brennt, nicht zur Ruhe kommen läßt. Im Winter 1799 in Homburg hat Hölderlin dieses Gedicht geschrieben, schon in der Trennung von Susette Gontard lebend, und es endet mit der Hoffnung, daß die Jugend, die „ruhelose, träumerische", einmal „verglüht" – „Friedlich und Heiter ist dann das Alter". Auch das ist eine attraktive Phantasie. Doch der Stachel aus Liebe und Leiden[128] und der Stachel der Freiheitssehnsucht haben zu tief gesessen und zu gründlich gebrannt, um ihn ein solches Alter finden zu lassen[129]. Denn: „Wir sind wie Feuer, das im dürren Aste oder in Kiesel schläft, und ringen und suchen in jedem Moment das Ende der engen Gefangenschaft. Aber sie kommen, sie *wägen*

---

[127] Für „Erscheinung" wird, wenn das Wort „Trugbild" bedeutet, im Griechischen eher *phántasma* verwendet, wie auch wir ja zwischen Phantasie und Phantasmagorie unterscheiden.

[128] Am 10. 7. 1797 schrieb Hölderlin an Neuffer über die Dauerbelastung, zu der das Leben im Frankfurter Hause der Gontards für ihn geworden ist: „... ich schweige und schweige, und so häuft sich eine Last auf mir, die ... den Sinn unwiderstehlich mir verfinstern muß ... Ich bin zerrissen von Liebe und Haß." (In: Fr. Hölderlin, Chronik seines Lebens mit ausgewählten Bildnissen. Hrsg. v. A. Beck, = it 83, Frankfurt/M. 1975, 66.)

[129] Auch in seinen Briefen hat Hölderlin häufig Hoffnung auf Frieden, Ruhe, Heiterkeit und Stille geäußert, und zwar gerade für das Alter. Besonders die Natur, die er mit Vorliebe zu Fuß erwanderte, nährte jene Phantasie: „Das gewaltige Element, das Feuer des Himmels und die Stille der Menschen, ihr Leben in der Natur, ... hat mich beständig ergriffen, und wie man Helden nachspricht, kann ich wohl sagen, daß mich Apollo geschlagen." So geschrieben in einem Brief an Böhlendorf, seine Südfrankreich-Eindrücke wiedergebend, vom Herbst 1802, in: Friedrich Hölderlin, Werke ..., aaO., 790.

Äonen des Kampfes auf, die Augenblicke der Befreiung, wo das Göttliche den Kerker sprengt, wo die Flamme vom Holze sich löst und siegend emporwallt über die Asche." Und schließlich: „Besser zu sterben, weil man lebte, als zu leben, weil man nie gelebt!" (Hyperion).

Die Welt ist wahrlich nicht so, daß man sie sich selbst überlassen könnte. Sie bedarf keiner Überhöhung ins Übermenschliche, woran Hölderlin auch gar nicht interessiert war. Sie bedarf der Zuwendung und Liebe. „Kannst du dein Herz abwenden von den Bedürftigen?" fragt Diotima Hyperion. Und sie rät ihm: „Gib ihnen, was du in dir hast." Wessen bedarf die Welt? Hyperion gibt die Antwort so: eines, „der ein Mensch ist". Und es bedarf der Phantasie. Immer wieder sind Menschen vonnöten, die ihren Geist und ihr Herz den Phantasien und den großen Verheißungen öffnen und bereit sind, in der lebendigen Verbindung mit ihnen lebend zu brennen vor Hoffnung und im Glauben an eine Zukunft des Menschlichen – auch auf die Gefahr hin, mitten im Leben zu verglühen. „Daß es nur sehr wenige gibt und je geben wird, die dieser Anforderung wirklich gewachsen sind, ist sicher; auf den Schultern dieser wenigen beruht aber das Gebäude unserer Zivilisation, und das Geringe, wozu wir fähig sind, verdanken wir ihnen." (L. Kolakowsky)[130].

b) Ingeborg Bachmann: Reklame[131]

Wohin aber gehen wir
ohne sorge sei ohne sorge
wenn es dunkel und wenn es kalt wird
sei ohne sorge
aber
mit musik
was sollen wir tun
heiter und mit musik
und denken
heiter
angesichts eines Endes
mit musik
und wohin tragen wir

[130] Diese Gedanken äußerte L. Kolakowski in seiner Dankesrede anläßlich der Verleihung des Friedenspreises des deutschen Buchhandels (veröffentlicht in der Süddeutschen Zeitung Nr. 239, S. 29 vom 17. 10. 1977) im Blick auf diejenigen, die bereit sind, in der Nachfolge Jesu für die eigenen Feinde zu beten und ihren Verfolgern Gutes zu tun.

[131] In: I. Bachmann, Gedichte, Erzählungen, Hörspiele, Essays, München 1964.

am besten
unsre Fragen und den Schauer aller Jahre
in die Traumwäscherei ohne sorge sei ohne sorge
was aber geschieht
am besten
wenn Totenstille

eintritt.

Die Frage stammt von Hölderlin: „Wohin aber .... wir?“ Das Dunkle aber ist nun ausdrücklich auch das Kalte; da blüht keine Phantasie, kein Frühling, keine goldene Welt auf voller Rosen; da fallen vielmehr triviale Beschwichtigungen in die blumenlosen Gedanken „angesichts eines Endes“ ein; da öffnet sich kein Himmel, da tragen keine Wolken hinauf und heraus; es regnet vielmehr monotone Schwälle aus Notenwortbänken herunter, die ein angestrengter Maskenbildner gesetzt hat, damit Heiterkeit auf die Gesichter falle und alle Gedanken ertrinken; und damit die heitere Maske nicht nur das Äußere zeichnet, sondern auch das Innere erreicht, zieht die Verödung „mit Musik“ ein; bis ins Unterbewußte zelebriert sich dieser *faule* Zauber; mit den Beruhigungsmitteln der Zeit wird der „Schauer der Jahre“ ausgewaschen in der „Traumwäscherei“; keiner braucht mehr um die Erinnerung zu kämpfen, keiner solls mehr; „wenn Totenstille eintritt“, ist nichts mehr zu hören; darum hören wir auch „am besten“ vorher nichts, das uns betrifft, außer, daß wir „ohne Sorge“ sein sollen – daß jener trostlose Zauber weitergehen wird, auch wenn für den einzelnen Totenstille eintritt.

Die Reklame wirbt für eine bewußtlose Welt, die die Bewußtseinslosigkeit für Fortschritt hält und endlos leer reden muß, bis sie in ihre eigene Leere fällt.

Lesen wir in Hyperion: „Ja, ja, wert ist der Schmerz, am Herzen der Menschen zu liegen...“, so trifft Ingeborg Bachmann mit „Reklame“ die mich schaudern machende *Phantasmagorie* einer Welt ohne Frage und Schauer, der übertünchenden, infantilisierenden, weil magischen Scheinverbindung alles Unverbundenen, die das Absurde nicht mehr wahrnehmen lassen will und Schmerz nicht mehr zuläßt. Nur in seiner letzten Gestalt, in der Totenstille, verschafft sich das Absurde noch Respekt – denn dahinein reicht der trostlose Heiterkeitsregen nicht mehr. Und so wird am Ende das Paradox erzeugt, daß der Tod gerade wegen seiner Absurdität, in der er alle Lebensbeziehungen zerreißt, der einzige Ort ist, den wir auf die Frage: „Wohin aber gehen wir...?“ nennen können. Im Unterschied zu den standardisierten Beschwichtigungen wird hier Ruhe vor den Lügen, Stille wenigstens, verheißen. Von der Totenstille her wird die Welt, wie sie sich uns heute in vielen Tendenzen darstellt, durchschaut und überwunden.

Bei Friedrich Hölderlin und Ingeborg Bachmann suchen Menschen einen Bezugspunkt, zu dem sie sich ins Verhältnis bringen können, weil die Welt, wie sie ist, ihnen eine Lebensbeziehung verweigert. Weder kann Hölderlin in dem Wechsel von „Müh und Ruh" zur Ruhe kommen am Abend, noch kann Ingeborg Bachmann die sie überall in der Reklame umgebende Aufforderung zur Sorglosigkeit als etwas hören, das zu ihren Fragen eine wirkliche Beziehung hätte; nicht nur drucktechnisch heben sich Fragen und Reklame voneinander ab: es ist eine Scheinkommunikation, die da – mechanisch von seiten der Reklame aus – abläuft. Beide, Hölderlin und Bachmann, geben die Welt (und sich darin) nicht auf, suchen sie eher mit Leidenschaft, indem sie sie nicht sich selbst überlassen, sondern sie so in ein Verhältnis setzen, daß sie durchschaubar und ertragbar wird auf einen Bezugspunkt hin. Keiner von beiden ist weltflüchtig, beide halten im Gegenteil Tendenzen stand, die einer Flucht gleichkommen würden: „Je angefochtener wir sind vom Nichts, das, wie ein Abgrund, um uns her uns angähnt, oder auch vom tausendfachen Etwas der Gesellschaft und der Tätigkeit der Menschen, das gestaltlos, seel- und lieblos uns verfolgt, zerstreut, umso leidenschaflicher und heftiger und gewaltsamer *muß* der *Widerstand* von unserer Seite werden." (Friedrich Hölderlin)[132]

Es wird aber, glaube ich, bei beiden erkennbar, daß es durchaus auch suizidale Antworten geben könnte auf jene Selbstdarstellungen der Welt, die wir aus ihren Gedichten erkennen und die sie erleiden[133]. Ist der Stachel, den „Lieb und Leid" und die Freiheitssehnsucht oder eben die Fragen und „Schauer aller Jahre" „angesichts eines Endes" in uns zurücklassen, nicht nur ein Bild für ein Leben, das selbst zum Schmerz geworden ist, so daß wir über den Schmerz gar nicht reden können, weil nur der Schmerz selbst redet? Und es redet dann *nur* der Schmerz, wenn er sich allein zu sich selbst „verhalten" muß, weil keine Phantasie, und nicht einmal die der Stille, Kraft genug hat, das Unverbindbare in eine Aussicht, ja besser: in eine Hoffnung einzubinden. Wo aber keine lebensrettende Phantasie ersteht („aufblüht"), *droht* zumindest eine suizidale Befreiungsphantasmagorie, mit dem regressiven Weg zurück in einen pränatalen Harmoniezustand zu locken. Das sollte uns aus der Betrachtung der beiden Gedichte verständlich werden. Und wir sollten zugleich erkennen können, welche ungeheure Bedeutung die Phantasie für

---

[132] In einem Brief an den Bruder Karl vom 2. 11. 1797, in: F. Hölderlin, Werke ..., aaO., 740.

[133] „Weißt Du die Wurzel alles meines Übels? Ich möchte der Kunst leben ... und muß mich herumarbeiten unter den Menschen, daß ich oft so herzlich lebensmüde bin." (Brief an den Bruder, Frankfurt 12. 2. 1798, in: Werke ..., aaO., 743.) Im Sommer desselben Jahres spricht er von den „beinahe täglichen Kränkungen", denen zum Trotz er aushalte und sich mühe, nicht irre zu werden an sich und seinem Dichtertum (in: F. Hölderlin, Chronik ..., aaO., 69f).

unser Leben hat. Denn durch sie können auch da Beziehungen hergestellt werden, wo die Umwelt sie verweigert.

Allerdings ist auch zu sehen, daß der Übergang von der lebensrettenden Phantasie zur lebensgefährdenden Phantasmagorie fließend ist. Das liegt nach unserem Verständnis daran, daß ein in die Verhältnislosigkeit geratenes Leben unerträglich ist, und daß in solcher Situation jedes Mittel, das eine Beziehung verheißt, ergriffen wird, um das Unerträgliche zu verändern. Noch einmal werden wir an das Signal erinnert, das jenen Mann in der Kafkaschen Parabel zum Aufbruch rief.

4. Lädt unser Glaube ein zum „Aussteigen"?

Unter der Überschrift „Abschied von den Eltern" veröffentlichten die „Evangelischen Kommentare" im Dezember 1977[134] einen Brief, den ein siebzehnjähriges Mädchen gemeinsam mit ihrem gleichaltrigen Freund als Abschiedsbrief an die Elternpaare geschrieben hatte. Bei der gemeinsam vollzogenen suizidalen Handlung starb das Mädchen, der Junge überlebte. Ich zitiere den Brief in Auszügen:

„... Wir möchten es schon hier, auf der ersten Seite, ausdrücklich betonen: euch trifft keine Schuld!

Liebe Eltern. Wir haben beschlossen zu sterben, da man auf dieser Welt nirgendwo unseren heißersehnten Frieden genießen kann und wir der festen Überzeugung sind, daß es auf dieser Welt niemals vollkommenen Frieden geben wird ... Es herrscht ewig Krieg auf der Welt! ...

Wir können aus dieser Welt, die voll ist von Problemen, Einsamkeit, Hektik, Luxus und dem Streben nach Macht und unbegrenztem Reichtum nicht anders entgehen als auf die von uns gewählte Weise: Denn unsere Pflicht war es, sich selbst zu suchen und dann den eigenen Weg vorwärts zu tasten, egal, wohin er führt: Unsere Seele hat keine Heimat. Wir suchten erst mit großer Hoffnung, die mit der Zeit immer kleiner wurde. Ein kleiner Funke, der in Verzweiflung umsprang, ohne Ende, tief und schmerzlich, nur eine Hoffnung auf Ruhe: im Tod.

‚Wir haben hier keine bleibende Statt, sondern die zukünftige suchen wir.' (Hebräer 13,14) ...

Wir finden, daß unsere Erde ein Betonbunker wird. Sie verliert immer mehr das Band der wartenden Natur und bekommt ein leeres und trauriges Gesicht ... Aber der Mensch ist ein empfindsames Wesen, und wir beide haben es nicht geschafft wie die vielen anderen, gleichgültig das Los des Lebens hinzunehmen ... wir sitzen in einem Käfig, der zwar aus Gold ist, in dem man aber getäuscht wird ...

Wir sind für diese Leistungsgesellschaft nicht geschaffen. Wir gehören nicht zur Masse, der Riesenschafherde, die alle gemeinsam wie *Plasticpeople* herumwandeln ...

Wir fragten uns tausendmal nach dem Sinn des Lebens, aber auch die Gesellschaft gab uns nur ausweichende oder keine Antworten. Doch wir fragten uns: Wozu soll es gut sein, den Lebtag am Schalter zu stehen, Sekretärin zu sein oder sich als Manager abzuhetzen?

... Und darum hätten wir gerne alle Menschen gefragt: Ja, merkt ihr denn alle nicht, daß euer Leben kein erfülltes ist, sondern höchstens ein paar Augenblicke davon?

---

[134] EvKomm 10 (1977), H. 12, 743f.

Wir, wir haben diesen ehrenvollen Ausweg. Okay, er ist schwer, schwerer als abzustumpfen. Dafür aber nur eine kurze Zeitspanne, nicht ein ganzes Leben ... Wißt ihr, wir kamen uns vor wie auf einer Rolltreppe, die falsch herum läuft, und so sehr wir uns auch bemühten, ans Ziel zu kommen: wir schafften es nicht.

Und solche Tiefschläge führen zu Depressionen und abgrundtiefer Verzweiflung, das dürft ihr glauben. Und jeder Tag war ein Tiefschlag für uns, ja, jeder ... Wir waren weder über- noch unterfordert, sondern fühlten uns unnütz.

Wir stecken weder in einer Pubertätsphase, noch bin ich schwanger ... Nach außen hin hatten wir wirklich alles, was man braucht: Gute Eltern und Geschwister, Speis' und Trank.

Aber nur im Tod ist ein Hauch Freiheit zu spüren: Man kann zehn Jahre oder auch hundert Jahre alt sein, diesen Weg kann niemand verbieten. Unserer Ansicht nach hat der Tod auch nichts Furchtbares, sondern er ist gütig. In Anbetracht dessen, was Böses in der Welt geschieht, ist der Tod der beste Freund des Menschen. Er ist wie kühles Wasser nach dem Leben, was heiß wie Sand war. Unsere Herzen werden verstummen und nicht mehr klagen ...

‚Ein Mensch ist in seinem Leben wie Gras ... Die Gnade aber des Herrn währt von Ewigkeit zu Ewigkeit, die ihn fürchten.' (Psalm 103,15–17)

... ihr habt keinen Grund, traurig zu sein. Freut euch mit uns, denn wir sind glücklich, daß es diesen Weg der Selbstvernichtung gibt.

‚Wir wollen euch aber, liebe Brüder, nicht im Ungewissen lassen über die, die da schlafen, auf daß ihr nicht traurig seid wie die anderen, die keine Hoffnung haben. Denn wenn wir glauben, daß Jesus gestorben und auferstanden ist, so wird Gott auch, die da entschlafen sind, durch Jesus mit ihm einherführen.' (1. Thessalonicher 4,13–14) ..."

Die Redaktion sah in dem Brief „nicht nur ein erschütterndes Dokument, sondern ... auch einen Ruf, den die Älteren ernstnehmen sollten", denn was der Brief sagt, „entspricht heute offenbar dem Lebensgefühl vieler Jugendlicher". Die Folge sei: „Sie steigen aus aus der Zivilisation ..." „Alkohol, Drogen, die sogenannten Jugendreligionen und manche Meditationsgruppe" werden als „anwachsende Formen des Aussteigens" bezeichnet, und der Jugendsuizid als die konsequenteste. Dieser knappe Kommmentar ist respektvoll und ohne den Hang zur Besserwisserei. Und indem die Zeitschrift den Brief abdruckt, stellt sie zu denen, die da reden, eine Beziehung her, macht sie einen Gesprächsanfang, wo die beiden jungen Menschen das Gespräch abgebrochen haben. Mit wem soll gesprochen werden von den „Älteren" aus? Mit den Jugendlichen, die diese Welt „zum Aussteigen" finden.

Der Brief gibt vieles wieder, was wir aus der theoretischen Beschäftigung mit der Suizidalität wissen, aber auch vieles, was wir in Gesprächen mit Jugendlichen hören. Man erkennt den Ernst in den Gesichtern, und da werden Worte gewählt und Zusammenhänge genannt, die vielleicht überraschen, weil sie entweder – diesen Vorwurf kenne ich noch aus meiner Jugend – als „altklug" empfunden werden oder aber als ganz ungewöhnlich für dieses Alter, als unreif oder als angelesen – wie auch immer, jedenfalls als nicht angemessen. Doch jedes Urteil dieser Art geht daran vorbei, daß diese beiden Menschen fest davon überzeugt waren, dieser Welt „nicht anders entgehen" zu können, ihr also auf jeden Fall entgehen zu müssen. Doch wichtiger noch scheint mir das Wie, das auch das Warum nennt: „... auf die von uns gewählte Weise: Denn unsere Pflicht war es, sich selbst zu suchen ...“ Bis in die letzte Lebensstunde hinein hat sich ihnen offenbar diese eine Aufforderung eingeprägt, der sie sich wie einem unerbittlichen Gesetz verpflichtet fühlten: der Aufforderung und dem Gesetz nämlich, „sich selbst zu suchen und dann den eigenen Weg vorwärts zu tasten, egal wohin er führt ...“ So mag es irgendwo zu lesen, zu hören gewesen sein, aus der Feder, aus dem Mund irgendeines Wohlmeinenden, der hier nicht verunehrt werden soll, als Rat? als Gebot? Für die beiden war es ein Gebot, das sie gegen viele andere Ge- und Verbote als „Hindernisse bei unserer Bewußtwerdung“, als gegen „die begrenzende Wand“, im schmerzlichen Konflikt hat stoßen lassen, wie sie schreiben. Das Gebot war ihnen in seiner sprachlichen Gestalt so fest im Sinn, daß es sich als standhaft sowohl gegenüber grammatischen Flexionszwängen („unsere Pflicht ... sich selbst zu suchen“) erwies als auch gegenüber der Situation: zum „Tasten“ paßt die „Selbstvernichtung“ nicht.

Ist das nun nicht doch ein Räsonieren, was ich da treibe? Sie wollten nicht zur Leistungsgesellschaft gehören, keine ‚Plastikmenschen‘ sein, keine Standardrollen übernehmen, nicht nur „ein paar Augenblicke“ ein „erfülltes“ Leben haben – sie wollten „weg von hier“, um Kafka zu nennen, gehen als Verzweifelte einer Hoffnung nach, die sie sich im Rationalen nicht, wohl aber mit dem Schlußzitat eingestehen. Ihre ganze Argumentation, soviel Wahres, Bitteres, zu Recht Anklagendes darin steckt, ist Revolte, mehr gegen tradierte, als gegen erkannte Absurdität, ist – wendet einer den Umkehrschluß an, sie nach *ihrem* Leitbild, *ihrer* Hoffnung fragend – selbst absurd, unverbunden, eben Schmerzenssprache: sie haben sich wundgeschlagen mit jener großen Hoffnung, jenem unbeugbaren Gebot, „sich selbst zu suchen“. Das Gebot hat sie wundgeschlagen, weil es sie so weit von den anderen wegführt und weil es sie die anderen sehen gelehrt hat als traurige Gestalten, die keiner Solidarität mehr würdig sind. „Wir“ – das müssen sie zweimal sagen, so schwer ist es zu tragen – „wir haben diesen ehrenvollen Ausweg.“

Sie sind aller Liebe wert – und aller Fragen an uns, wie zum Beispiel der, wie die biblischen Stellen zu der Rolle gekommen sein können, die sie in diesem Brief haben. Lädt die Bibel, lädt unser Glaube ein, aus der Welt „auszusteigen“? „Wir haben hier keine bleibende Statt, sondern die zukünftige suchen wir“ – also: Geh'n wir, um sie jetzt schon zu finden? „Ein Mensch ist in seinem Leben wie Gras ..., die Gnade aber des Herrn währt von Ewigkeit zu Ewigkeit“ – also: Geh'n wir, damit wir jetzt gleich Gras sind und die Gnade erleben? „Denn wenn wir glauben, daß Jesus gestorben und auferstanden ist, so wird Gott auch, die da entschlafen sind, durch Jesus mit ihm einherführen“ – also: Geh'n wir, weil das ja sicher und sicher besser und deshalb auch besser jetzt gleich zu erfahren ist?

Haben wir dazu aufgerufen, wir Christen, die Welt nicht ernst genug zu nehmen und nicht genug zu lieben mit ihren Absurditäten – durch vertröstende und nicht tröstende Worte? Haben wir in den Herzen von Gläubigen, weil das so einfacher schien, Beziehungen zum „Drüben" hergestellt, die dazu einladen, die Welt, wie sie ist, zu überspringen? Ich habe immer gefunden, daß die volkstümliche, ungläubige Rede vom „St. Nimmerleinstag" die richtige, desillusionierende Antwort gewesen ist auf eine falsche, unsere Erde preisgebende Eschatologie. Darum, und auch um der Liebe zu Unglücklichen, von Wortmagie Verführten, willen, die Frage an uns: Haben wir nicht genug Nähe und Wärme für sie – anders als unser Gott, der Fleisch wurde, um uns nahe zu sein? Lockt unsere Predigt vielleicht doch noch dann und wann – weil uns keine Liebe zur Erde einfällt – Menschen dahin, wo Gott längst nicht mehr ist, weil es auch für ihn schon lange, schon zweitausend Jahre lang, dort zu unbehaust war, wo Menschengedanken die Götter seit je untergebracht hatten aus Angst vor ihnen – in die Ferne?

Die oft verheerenden Auswirkungen eines unbedachten Nachsprechens von apokalyptischen Vorstellungen oder auch von Gedanken, die einer „Wiederbringung aller" huldigen, sind mir erst klar geworden, seit ich häufig mit Suizidalen zu tun habe und hellhörig für die falsche Attraktion solcher Vorstellungen geworden bin. Noch kürzlich versicherten mir unabhängig voneinander eine um ihren Sohn trauernde Mutter und ein durch den Tod seiner Freundin verzweifelter junger Mann, sie würden sich auf der Stelle töten, wenn sie sicher sein könnten, durch ihren Tod die Toten wiederzusehen.

Die Kirchen sind ein klares Zeugnis schuldig. Ein klares Zeugnis von Gott, der nicht bei sich selbst geblieben ist, sondern sich uns Menschen zugewandt hat, damit wir auf dieser Erde Leben finden, in Beziehungen der Liebe, Leben, das Sinn hat und behält. Die Kirchen sind ein klares Zeugnis davon schuldig, daß der „Himmel" kein Ersatzstück für die Erde ist. In dem Kirchenlied von Benjamin Schmolck (1672–1737) steht es deshalb richtig: „Wo du Wohnung hast genommen, da ist lauter Himmel hier" (EKG 129,2). Das ist eine Aussage, die eine latent-suizidale, weil weltflüchtige Frömmigkeit ausschließt. Ist der „Himmel hier", so bedarf es keines suizidalen Aufbruches, um ihn zu finden, sondern der Liebe zur Erde und zu den Menschen. Die eschatologische Gewißheit der nicht endenden Gemeinschaft Gottes mit uns hilft, diese Liebe durchzuhalten auch in dürftiger Zeit.

IV. Was uns im Leben hält: eine Theorie antisuizidaler Lebensbeziehungen

1. Drei Grundsätze

Der jüngere Sohn im Gleichnis hatte einen lebensrettenden Einfall. Aufgrund dessen, was ihm einfiel, war er in der Lage, sein in der Fremde beziehungslos gewordenes Leben wieder in eine Beziehung zu bringen, die ihm ein Weiterleben möglich erscheinen ließ. Er hätte sich auch töten können, denn es fällt nicht schwer, sein herunter gekommenes Leben als aussichtslos zu bezeichnen.

Sehen wir nun aber auf die Welt, wie sie sich uns im Kleinen wie im Großen darstellt, so ereignen sich „aussichtslose" Lebenslagen tagtäglich millionenfach. *Mit demselben Recht, mit dem nach den Ursachen und der Psychodynamik der Suizidalität gefragt wird, ließe und läßt sich aber dann auch fragen, warum sich nicht sehr viel mehr Menschen selbst töten, als unsere Statistiken ausweisen.* Mit anderen Worten: auch von dieser Sicht der Dinge her wird die Frage interessant, was nicht nur den potentiell suizidalen Menschen, sondern die ganz überwiegende Mehrzahl *der* Menschen im Leben hält, obwohl sie doch alle wissen, daß sie sich töten könnten, und obwohl so ungeheuer viele unglücklich, verzweifelt, einsam, gedemütigt, depressiv, in Hunger und Durst oder verfolgt sind, mit einem Wort: unsäglich leiden. Seit ich über Suizidalität nachdenke, ist mir diese Frage immer wichtiger geworden, und sie entspricht, wie ich heute verstehe, im Grunde auch erst dem anthropologischen Ansatz der Überlegungen zur Suizidalität.

So erscheint es mir nun nötig, die im Gespräch mit den Humanwissenschaften gewonnene Einsicht aufzugreifen und die bisherigen Gedanken in einem Kapitel weiterzuführen, das *Elemente antisuizidaler Lebensbeziehungen* sammelt und sichtet, um danach zu fragen, welche Möglichkeiten es für die Abschätzung, Prävention und Therapie der Suizidalität gibt. Der biblisch-theologische Ansatz dieses Buches legt es nahe, in einem besonderen Teil nach den Möglichkeiten zu fragen, die den Kirchen und Gemeinden gegeben sind.

Beim Fragen nach den antisuizidal wirkenden Kräften habe ich in den bisherigen Kapiteln eine ganze Reihe von Spuren verfolgt. Sie münden in die Formulierung einer Antwort ein, die ich nun zu geben versuche, indem ich zwei Grundsätze nenne:

a) *Alles, was uns Menschen hilft, unsere Identität zu finden und zu bejahen, das hält im Leben und wirkt gegen eine Ausbreitung der Suizidalität.*

b) *Alles, was dazu dient, uns Menschen durch Lebensbeziehungen miteinander zu verbinden und diese Beziehungen zu fördern, das schafft Sinn im Leben und verhindert Suizidalität.*

Mit diesen beiden Grundsätzen ist zugleich der Bogen zum ersten Kapitel des Buches gespannt, in dem ich versucht habe, eine biblisch begründete Anthropologie zu skizzieren. Es zeigt sich nun, daß das Verständnis von Leben als Kommunizieren auch schon die wesentliche antisuizidale Kraft kennt und nennt; denn wo das Kommunizieren als das Wesen des menschlichen Lebens gesehen wird, werden symbiotische Beziehungen verhindert und zugleich die Identität und Sozialität der Menschen gefördert und damit das, was im Leben hält.

Dennoch genügen die beiden genannten Grundsätze nicht. Sie sind zwar geeignet, wesentliche Elemente der in Kapitel II besprochenen Suizidtheorien zu integrieren, ganz gleich in welcher Wissenschaft sie gefunden worden sind. Aber es fehlt doch jenes Lebenselement, auf das wir in Kapitel III gestoßen sind und das ich die überindividuelle Dimension des Lebenssinns genannt habe. Sie meint ein Kommunizieren, das nicht ausschließlich an die individuellen Partnerbeziehungen gebunden ist, sondern mit dem Glauben an Gottes Liebe und dauernde Zuwendung zu uns Menschen möglich wird. Die Bibel spricht an zentralen Stellen von Bundesschlüssen Gottes mit den Menschen, die diese Lebensbeziehung für die Menschheit insgesamt begründen und sichern wollen. Bedeutend und bekannt ist im 1. Mose-Buch der sogenannte Noah-Bund, der die Lebensgrundlage von außen her sichert: „Solange die Erde steht, soll nicht aufhören Saat und Ernte, Frost und Hitze, Sommer und Winter, Tag und Nacht." (1. Mose 8,22) Mit dem Regenbogen erhalten die Menschen zudem ein sichtbares Zeichen für den göttlichen Treueschwur, ein Zeichen, das die Menschen ihrer Erde als Lebensgrundlage immer wieder sicher sein und bleiben lassen soll.

Die mehrfach berichteten Zusagen Gottes an Abraham (und Sara), mit ihm zu sein, ihm Nachkommenschaft und Wohlstand zu geben, ihn zum Segen für andere zu machen und in jenes Land zu führen, „das ich dir zeigen werde" (1. Mose 12,1–3, vgl. 15,1ff; 22,15ff), sind immer wieder verstanden worden als Begründung einer eschatologischen Existenz des Glaubenden, und zwar durch einen die Zukunft des Heils eröffnenden Bundesschluß. Im Rahmen dieser Zukunftseröffnung bricht Abraham ins Unbekannte auf. Die Gewißheit des „Immanuel", des „Gott ist mit uns", ist die knappste Formel jenes Bundesglaubens; die mit ihm verbundenen Verheißungen (wie z.B. Jesaja 2,4; 54,10; 55, 10–13; 60; 61 oder Jeremia 32,38–41) sind einfach schön und groß und im besten Sinn anziehend, attraktiv.

Im Neuen Testament, im „neuen Bund", tritt der eschatologisch ausgerichtete Bundesgedanke noch stärker in den Vordergrund und erhält in Taufe und Eucharistie feste Riten seiner Begehung. Ja, es bleibt nicht nur bei Aussagen der unwandelbaren Treue und Liebe Gottes in Jesus Christus (wie z. B. Römer 8,31–39); die ursprünglich für den einen Messias reservierte Terminologie von der Gotteskindschaft wird nun auf das Verhältnis jedes Glaubenden zu Gott übertragen (vgl. Matthäus 5,9; Römer 8,15–17; Galater 4,4–6), und es wird bezeugt, daß diese Beziehung auch durch den Tod nicht mehr gefährdet werden kann (1. Korinther 15). Von Jesus wissen wir, daß er nicht ohne die feste Gemeinschaft der Jünger hat leben wollen; christlicher Glaube ist ohne Gemeinde ebenfalls nicht zu denken, denn in sie bindet er den Gläubigen ja gerade ein. Wieder geht es also um Identität und Sozialität zugleich. Aber immer geht es auch um die eschatologische Dimension des sich als Zukunft ansagenden und so Zukunft in unser Leben sprechenden Gottes. Die Antwort darauf ist die alles Jetzt transzendierende Hoffnung auf das sich mit uns Menschen realisierende Reich Gottes, das uns mit Jesus von Nazareth in seiner Menschlichkeit vor Augen und Herz gebracht worden ist. Indem diese Hoffnung also von einem Ziel spricht, auf das hin sie alle Entwicklung letztlich zugehen weiß, reizt sie auch dazu, sich nicht abzufinden mit den gegenwärtigen Zuständen im Sozialen, Wirtschaftlichen und Kulturellen. Der Wandel aller Formen des Zusammenlebens bleibt vielmehr zu jedem Zeitpunkt möglich und nötig, weil nicht ein einziges Gesetz um seiner selbst, sondern jedes „um den Menschen willen" da ist (Markus 2,27). Die Mitwirkung an diesem Wandel ist eine natürliche Komponente des eschatologischen Glaubens, den das „wandernde Gottesvolk" hat.

Die an Offenbarung und Verheißung gebundene eschatologische Dimension des Glaubens hält die Gemeinde in jener überindividuellen Lebensbeziehung, von der die Rede war. Ist sie für den Sinn des Lebens mit konstitutiv und ist ein im Leben erfahrbarer Sinn unerläßlich für ein Weiterleben, das mehr ist als ein Muß, dann ist ein dritter Grundsatz als Antwort auf die Frage nach den antisuizidal wirkenden Kräften zu formulieren:

c) *Aller Glaube, der uns im Festhalten an den Verheißungen Gottes Grund gibt zu hoffen, daß wir an einer zum Menschlichen sich hinwendenden Zukunft des Lebens teilhaben, gibt allem persönlichen Einsatz für das Menschliche Sinn und drängt die Suizidalität zurück.*

Mit diesem Grundsatz können wir nun auch deutlicher als früher schon geschehen unterscheiden zwischen dem Aufbruch, der seit Abraham zur eschatologischen Dimension des Glaubens gehört, und jenem suizidalen Geschehen, das ich mit Kafkas Parabel „Der Aufbruch" versucht habe zu verstehen. Bei beiden Dynamiken handelt es sich, das ist noch einmal zu betonen, um *Lebens*prozesse, und bei beiden sind Weg und Ziel in antilogisch-komplementärer Weise miteinander verbunden. Der entscheidende Unterschied besteht darin, daß es sich bei der suizidalen Dynamik um eine *regressive* handelt, deren Ziel *Leben in einer*

Identität verweigernden, symbiotischen Beziehung ist, während der eschatologische Glaube *zukunftszugewandt* ist und gerade darauf hofft, daß das *Leben als Kommunizieren von Individuen* nicht zu Ende geht.

2. *Suizidverhütung geschieht längerfristig, wo Lebensbeziehungen „gehütet" werden*

Wo jeder von uns ja dazu sagen kann, daß er *ganz* selbst und zugleich *ganz* Teil einer Beziehung zwischen mehreren Menschen ist, wo jeder seine Identität ganz und seine Sozialität ganz bejahen kann und zugleich eine Beziehung zu Gott behält, der ihm und den anderen als gemeinsame Zukunft des Menschseins begegnet, da ist das Beste dafür getan, daß wir Menschen im Leben bleiben, weil dieses Leben Sinn hat. Da ist dann aber auch das Beste gegen eine aufkommende und sich ausbreitende Suizidalität getan, denn da werden Lebensbeziehungen im Sinne einer biblisch begründeten Anthropologie „gehütet", d.h. „beachtet" und „bewahrt"[135].

Wer nun die drei in Kapitel 1 genannten Grundsätze akzeptiert und wer ferner zustimmt, daß *alle Störungen* unseres Gleichgewichts, die durch Kommunikationsprozesse zustande gekommen sind, *auch nur durch ein verändertes Kommunizieren behoben werden können,* der wird keine Hoffnung darauf setzen können, daß die hohen Suizidziffern bei uns durch irgendwelche Pharmaka oder außerhalb der Kommunikationsprozesse angesiedelte Wundermittel gesenkt werden können. Er wird vielmehr erkennen, *daß Suizidverhütung immer zugleich auf zwei parallelen Wegen betrieben werden muß und nur so erfolgreich betrieben werden kann.* Wenn Suizidverhütung ihrer eigentlichen Intention nach identisch ist mit dem Hüten von Lebensbeziehungen, dann ist aus unseren im Schnitt alljährlich steigenden Suizid- und Suizidversuchsziffern zu schließen, daß das Leben in vielen Bereichen offenbar so verläuft, daß viele Menschen nicht davon satt werden können, weil ihnen die nötigen Lebens-Mittel fehlen. Dann aber wird Suizidverhütung so aussehen müssen, daß wir uns *längerfristig* um das „Erzeugen" und „Verteilen" jener Lebens-Mittel mühen, die den primären Lebenshunger stillen, damit Menschen leben und sterben können. Daneben wird es natürlich immer Suizidverhütung als Krisenintervention im *Akutstadium* geben müssen. Doch davon später. Zuerst einmal geht es darum festzuhalten und darzustellen, daß keine Einzelmaßnahme etwas Wirksames gegen den wachsenden Trend zur Suizidalität auszurichten vermag, sondern daß nur ein Bündel von Mitteln hilft, die das Leben fördern und es so um seiner selbst willen attraktiv machen.

---

[135] Das entspricht den Grundbedeutungen des hebräischen Verbs *šmr*.

a) Ich als ich selbst und als Hüter des Lebens

Wenn Suizidverhütung bisher grundsätzlich richtig verstanden ist, kann sie keine Aufgabe sein, der sich allein oder überwiegend irgendwelche staatlichen oder privaten Institutionen anzunehmen hätten[136]. Ist jeder von uns „seiners Bruders Hüter", so ist auch jeder Hüter unseres Lebens. Dann fängt Suizidverhütung damit an, daß ich nach der Qualität und Quantität meiner *eigenen* Lebensbeziehungen frage und danach, was ich in meinem Leben dafür getan, was ich da investiert habe. Stelle ich fest, daß meine eigenen Beziehungen gestört sind, so muß ich, wenn es mir ernst ist mit der Sorge um bessere Lebensbeziehungen, damit in meinem eigenen Leben anfangen. Es geht hierbei nicht zuerst um das Problem der Glaubwürdigkeit; zuerst geht es um die Einsicht, daß Suizidalität ein allgemeines Risiko ist, denn sie gehört zu des Menschen Möglichkeiten. Zum anderen geht es um die Konsequenz aus der Erkenntnis, daß Störungen des psychophysischen Gleichgewichts mit Kommunikationsstörungen ursächlich verbunden sind und ich selbst ja an mancherlei Kommunikationsprozessen beteiligt bin, auf die ich zum Guten wie zum Schädlichen hin Einfluß nehme. Jener von Alexander Mitscherlich empfohlene „Kampf um die Erinnerung" an die Geschichte der Lebensbeziehungen kann von mir nie wirklich unter Ausschluß meiner selbst geführt werden.

Die Analyse der eigenen Lebens-Beziehungen wird immer wieder vor die Frage führen, wie ich mich in den gewandelten Lebenssituationen „verhalten" will: zu mir selbst, zu den mir Nahen und Ferneren, zu Phantasien und Phantasmagorien, vor allem aber zu Menschen, deren Verhältnislosigkeit ich kommen sehe oder gesehen habe, also kenne. Die Verantwortung für das Leben kann aber auch dadurch wahrgenommen werden, daß ich mein Verhältnis zu den drei Grundsätzen antisuizidaler Lebensbeziehungen überprüfe und mit dafür sorge, daß die nötigen Mittel zum Leben, wie ich sie im folgenden beschreibe, vorhanden sind.

b) Lebens-Mittel, für die wir sorgen müssen,
oder: Elemente antisuizidaler Lebensbeziehungen

Es geht darum, *im* Leben und *vom* Leben satt zu werden. Dann ist es aber erlaubt, überall da von Lebens-Mitteln zu sprechen, wo wir Menschen Lebensbeziehungen haben, die den primären Lebenshunger stillen und so zum Leben helfen. Für die „Erzeugung" und „Verteilung"

---

[136] Wo Institutionen nötig sind zur Suizidverhütung, handelt es sich zumeist um Kriseninterventionen und somit um Hilfe, weil die Möglichkeiten des menschlichen Miteinander nicht ausgeschöpft werden konnten.

sind wir alle verantwortlich. Da aber, wo Menschen nicht lebenssatt werden können, müssen ihnen die notwendigen Lebens-Beziehungen zugeführt werden. Das ist die einzig sinnvolle Therapie. Allein die rechtzeitige Sorge um genügend Lebens-Mittel kann die unter uns bedrohlich anwachsende Tendenz aufhalten, daß Leben zu etwas wird, das von vielen nur noch in Einzeltherapien oder in therapeutischen Gruppen erfahren werden kann; dasselbe gilt für jene andere Tendenz, daß es zur Bewältigung von Lebenskrisen unbedingt des Beistands professioneller Krisenmanager bedarf. Insofern sind die Bemühungen um antisuizidale Lebensbeziehungen identisch mit dem Kurieren der Ursachen von vielerlei Formen des Unglücks[137].

Im folgenden skizziere ich nun wichtige Elemente antisuizidaler Lebensbeziehungen.

α) Liebe empfangen und geben

Liebe, oft auch Zuwendung genannt, ist nach wie vor die entscheidende Hilfe zum Leben. Liebe führt als „Thermodynamik" – wenn dieser Ausdruck hier erlaubt ist – dahin, daß Menschen ihre Identität finden und annehmen. Es gibt kein besseres Mittel, Menschen vor jenem lockenden Signal in den suizidalen Aufbruch zu bewahren, als ihnen in der Kindheit *unbedingte*[138] Liebe entgegenzubringen. Das rückhaltlose Angenommensein verhindert alle Fluchtversuche in die Realitätsferne von Großartigkeitswahn oder Minderwertigkeitskomplex, erlaubt im Älterwerden Abgrenzung von den frühen Bezugspersonen und Kommunizieren mit ihnen, verhindert also das Entstehen jenes „Loches im Ich" bzw. eine bleibende Ich-Schädigung. Lesen wir, was Paulus 1. Korinther 13,4–7 über das Wesen der Liebe und über das, wozu sie befähigt, schreibt, so können wir nur hoffen, daß möglichst viele Menschen mit

---

[137] H. Völkel (Klinische Psychotherapie bei Depressionen, in: N. Petrilowitsch, Die Sinnfrage ..., aaO., 315ff, hier: 329f) weist darauf hin, daß „für das Lebensgefühl ... die Kindheitsentwicklung mit ihren frühen Gefühlskoppelungen von entscheidendem Gewicht" ist. „Dabei ist nicht nur den negativen Einflüssen Beachtung zu schenken, sondern ebenso den positiven Erlebnissen, die mit einer intensiven ‚Anmutung' verknüpft sind und zu wirksamen Zentren werden, zu ‚Kristallisationskernen' (G. E. Störring), um die sich Erlebnismaterial gleicher oder ähnlicher Gefühlsbetonung herauskristallisiert. Summe und Gefüge solcher Kristallisationskerne sind entscheidend für das spätere gefühlsmäßige Werten und Stellungnehmen, für die Lebensgrundstimmung mit allen Auswirkungen bei der Bewältigung von Konfliktsituationen." Völkel weist als Beleg auf Goethes „Faust" hin: „Faust wird von seinem Selbstmord im letzten Augenblick dadurch zurückgerissen, daß durch den Klang der Osterglocken ‚kindliche Gefühle' ... geweckt werden, die ihn vom letzten, ernsten Schritt zurückhalten." (AaO., 330.)

[138] Es ist leider vielen schon unbekannt, daß Liebe ihrem Wesen nach an keine Bedingung gebunden ist. Wer allerdings Liebe (oder besser: Freundlichkeit) nur als Gegenleistung für Fleiß, Ordnunghalten und dergleichen kennengelernt hat, wird sie seinerseits auch für etwas halten, das bezahlt werden muß.

solcher Liebe aufwachsen, um sie selbst zu lernen. Wo Liebe das Verhältnis von Menschen bestimmt, wird der Wert des Menschenlebens nicht an seiner Leistung gemessen, und da wird umgekehrt die Leistung nicht zum alleinigen Maß dafür gemacht, was ein Mensch für andere bedeutet.

β) In offenen Kommunikationsstrukturen leben

Um den Sinn des Lebens erfahren zu können, bedarf es im individuellen Rahmen des Kommunizierens mit anderen, also der Partner- und Gruppenbeziehungen. Anders als Émile Durkheim habe ich Grund zu der Annahme, daß auch in Zukunft der Familie eine große und bleibende Bedeutung zugesprochen werden kann, wenn es um antisuizidal wirkende Lebensbeziehungen geht. Die Familie bietet einen natürlichen Rahmen, Identität und Sozialität zu erfahren und zu lernen. Natürlich sieht die Kommunikationsstruktur in vielen Familien so aus, wie Durkheim sie beschrieben hat, also lebensfeindlich. Doch das spricht nicht gegen die *Institution* Familie (oder Ehe), sondern weist vielmehr auf ein allgemeines Problem hin: *Alle Formen von Partner- und Gruppenbeziehungen erweisen sich nur dann als Mittel zum Leben, wenn sie Identität und Sozialität, Selbst-Sein und Teil-Sein der einzelnen zugleich fördern.* Nur so sind sie in der Lage, Lebenssinn erfahrbar werden zu lassen.

Es kommt also darauf an, die Fähigkeit zum Kommunizieren zu fördern[139]. In diesem Sinn ist die Sorge um ein offenes Kommunizieren in Familie und Freundschaft von großer Bedeutung. Da wo Kinder im Elternhaus weniger Chancen haben, offen zu kommunizieren, müssen Kindergärten Ausgleich anbieten und über eine intensive Elternarbeit versuchen, Kommunikationshindernisse zu beseitigen. Die Schizophreniestudien von Bateson, Jackson und Mitarbeitern[140], die Studien von Theodore Lidz zur psychosozialen Entwicklung im Familienkontext[141] und von Gemma Jappe zum Problem der Bedeutungsexplikation[142] haben zusammen mit der Theorie vom „double bind“ bzw. von der „mitlaufenden Gegeninformation“ gezeigt, wie wichtig es für die Ich-Entwicklung ist, daß durch die spezifische Kommunikationsstruktur in der Familie möglichst wenig gravierende Differenzen zu der Weise erlernt

---

[139] Mit einem Stichwort der alttestamentlichen Anthropologie geht es darum, die *panīm* zu entwickeln: das „Angesicht“ also, das was sprachlich und gestisch von einem zum anderen Menschen übergeht. Es geht nicht zuletzt um das Gestisch-Körperhafte des Kommunizierens, damit nicht eine mögliche Suizidhandlung zur einzigen körperhaften Ausdrucksweise in der „Verständigung“ wird.

[140] G. Bateson, D. Jackson u. a., Schizophrenie und Familie, Frankfurt/M. 1972, 11ff.

[141] Th. Lidz, Familie und psychosoziale Entwicklung, Frankfurt/M. 1971, 64ff.

[142] G. Jappe, Über Wort und Sprache in der Psychoanalyse, Frankfurt/M. 1971, 91ff.

werden, wie die Phänomene der Umwelt und des Lebens außerhalb der Familie sprachlich ausgedrückt werden. Nur dann, wenn sich Gruppenmitglieder dessen bewußt bleiben, daß bei ihnen bestimmte Konnotationen aus bestimmten Gründen von den üblicherweise benutzten abweichen, können sie sich inner- *und* außerhalb ihrer spezifischen Lebensbeziehungen als in *einer* Welt lebend erkennen, und darauf kommt es an. Zum offenen Kommunizieren gehört aber auch die Sorge dafür, daß verbale und nonverbale Sprache innerhalb der Familie bzw. Gruppe nicht auseinanderfallen bzw. daß das tatsächliche Verhalten derer, die die Verhaltensregeln aufstellen, von diesen Regeln nicht abweicht und sie somit glaubwürdig macht. Schließlich ist wichtig, daß es den einzelnen Menschen überlassen bleibt, zu wem sie sich in welcher Art von Verhältnis bringen, mit wem und worüber sie kommunizieren wollen.

Wer offenes Kommunizieren erlernt hat, hat die besten Abwehrkräfte gegen jene, die Suizidalität fördernen Momente, die die soziologischen Theorien nennen. Da wo offen kommuniziert wird, ist auch die „soziale Identifizierbarkeit eines Individuums mit Hilfe von Merkmalen, die durch andere Personen des Systems wahrnehmbar sind“[143], kein Problem; da wird aber auch kein internalisierter Zwang gespürt, sich gegenüber der Außenwelt abweichend zu verhalten, weil es Familie oder andere so wollen[144].

Die sowohl in der Freud-Abrahamschen (psychoanalytischen) Theorie[145] wie auch in der „Frustrations- und Aggressionstheorie“ von Yates und Dollard[146] benannte Problematik, daß aggressive Reaktionen auf frustrierende Personen verboten sind und sich deshalb gegen die eigene Person richten müssen, ist ebenfalls eindeutig mit einer erlernten Kommunikationsstruktur verbunden.

γ) Glauben und hoffen können

Glauben heißt, sich ganz und ohne Vorbehalte auf eine Zusage einlassen können; Hoffen ist das gewisse Warten auf das, was nicht berechenbar ist, dessen Kommen sich aber mit der geglaubten Zusage verbindet. Diese Zusage ist nicht ohne die Kenntnis der Bibel zu hören, zu wissen. *Darum gehört dazu, glauben und hoffen zu können, auch, die Bibel zu kennen*. Der Glaube „kann Berge versetzen“, Hoffnung – als Schwester des christlichen Glaubens oder auch als „Prinzip“ (Bloch) – läßt im Jetzt mit einem Entwurf von Zukunft leben, der gerade nicht mit den jeweiligen Zuständen beschwichtigend versöhnt, sondern Leiden und Elend,

143 Siehe o. S. 54 die Theorie von Gibbs und Martin.
144 Siehe o. S. 54f die Theorie von Henry und Short.
145 Siehe o. S. 39ff.
146 Siehe o. S. 55.

alles Unglück, ernst nehmen kann[147] als das, was vor dem Horizont seiner Überwindung zum Glück in menschlicher Solidarität (Galater 6,2) getragen werden kann. Glaube und Hoffnung können das Absurde aushalten. Das Glauben und das Hoffen können aber weder verordnet noch befohlen werden, und auch die Ermahnung dazu ist fruchtlos, denn Rezept, Befehl und Ermahnung paralysieren den Kern von Glauben und Hoffen: sie machen aus Vertrauen Gehorsam und aus dem Sich-überlassen-*Können* ein Sich-ausliefern-*Müssen*; sie können so zu einem internalisierten Zwang werden, vor dem nur der suizidale Aufbruch Rettung verspricht.

Glauben und hoffen kann nur der, der festen Grund dazu bekommen hat[148], von dem her er sich auf andere und anderes als er selbst vertrauensvoll einlassen kann, ohne Angst vor narzißtischer Kränkung, ohne Angst davor, verloren zu gehen bzw. vereinnahmt zu werden als Spielball anderer, die einen Menschen im „Identitätenspiel“ benutzen, um die Vorstellungen vom eigenen „ungelebten Leben“ (E. Fromm) ersatzweise zu verwirklichen[149]. Einen festen Grund, um glauben und hoffen zu können, hat aber nur der, der erfahren hat, daß ihm gegebene Zusagen, mit denen ins Jetzt eine Zukunft zum Guten hineingesprochen worden ist, auch eingehalten wurden, und zwar nicht nur einmal, sondern mit einer Beständigkeit, die alle weiteren Zusagen des Glaubens und der Hoffnung würdig erwies[150]. Dieses hier gemeinte Glauben hat nichts mit dem Mißverständnis zu tun, als gehe es um ein Für-wahr-Halten. Glaube macht keine Sätze mehr. Die Wahrheit dessen, was dieser Glaube glaubt, geht ihm als Grund seiner selbst voraus. Wie Liebe nur durch sich selbst wahr wird, so Glaube nur im Zusammenhang mit dem, was ihm Grund gibt, und Hoffnung nur auf das hin, was sich dem Glauben als das Wahrwerdende verspricht.

Daß Glauben- und Hoffen-Können mit Erfahrung aus Lebensprozessen verbunden ist, ist eine alte Erkenntnis. Die Weisheit des Orients wie

---

[147] Wenn auch von unterschiedlichen Voraussetzungen her gedacht sind dennoch nebeneinander hier zu nennen die Hoffnung auf das Reich Gottes und die Hoffnung auf das durch „Drehungen“ und „Hebungen“ zu sich selbst kommende „Experimentum mundi“, das Ernst Bloch beschrieben hat: Ernst Bloch, Experimentum mundi. Frage, Kategorien des Herausbringens, Praxis, = E. Bloch, Gesamtausgabe Bd. 15, Frankfurt/M. 1975, 83ff.

[148] Insofern gehört zur Beschreibung des Lebens-Mittels „Glauben und hoffen können“ eigentlich auch hinzu: die Bibel kennen. Denn nur wer – und zwar *auswendig im Gedächtnis* – zentrale biblische Geschichten und Aussagen kennt, hat solchen Grund, nur ihm können sie einfallen. Ich halte es deshalb auch für nach wie vor wichtig, daß im Kindergottesdienst der Kirchen Biblische Geschichte vermittelt und daß im Kirchlichen Unterricht Biblisches auswendig gelernt wird.

[149] Sie o. S. 47 zur Beschreibung der Psychodynamik der Suizidät durch G. Ammon.

[150] Nicht übergangen werden soll, daß *daneben* auch Ankündigungen von „Bösem“, also z. B. Strafandrohungen, eingehalten werden müssen. Wo aber *nur* Strafandrohungen wahrgemacht, positive Zusagen dagegen oft vergessen werden, ergibt sich bald eine bedrohliche Gestalt von Zukunft.

die des Alten Testaments hat darum versucht, Erfahrungsschätze zu sammeln und an Eltern und Kinder weiterzugeben, um so dazu zu helfen, eher die guten, glaubensfreundlichen Erfahrungen zu machen als die schlechten, glaubensfeindlichen. Solche Tradition ist auch heute wichtig, denn je mehr Menschen in die Lage versetzt werden, mit Glaube und Hoffnung zu leben und so anderen Grund zum Glauben und Hoffen geben, desto eher wird sich ein antisuizidales Klima ausbreiten; um so mehr wird aber auch jene überindividuelle Dimension des Lebenssinns zur Verfügung stehen, ohne die aller Sinn gefährdet ist, und um so weniger Menschen müssen sich Geboten und Pflichten ausliefern[151], die sie – wie manche modernen Ersatzreligionen auch – an den Rand des Lebens drängen und so dem Leben bis in den Suizid hinein entfremden[152].

δ) Märchen kennen

„Kinder brauchen Märchen" heißt die Schlußfolgerung aus der psychoanalytischen Auslegung bekannter Märchen durch Bruno Bettelheim[153]. Kinder brauchen deshalb Märchen, weil ihre Ich-Entwicklung noch nicht abgeschlossen ist und sie also biographisch gesehen in einer Zeit leben, in der sie noch keine ausreichenden Ich-Kräfte zur Verfügung haben, um mit einer übermächtigen Wirklichkeit fertigzuwerden. Märchen, die bekanntlich gegen alle Wahrscheinlichkeit gut ausgehen, vermitteln dem dem Leben gegenüber noch ohnmächtigen Kind die Zuversicht, daß grundsätzlich keine aussichtslos erscheinende Situation auch aussichtslos bleiben muß. Die alle Ohnmacht aufhebende Anwendung von List und Zauber gegen den Übermächtigen, das unerwartete Eintreffen von Rettern und vieles mehr machen Mut dazu, Mut zu behalten und offen zu sein für das Sinnen auf Selbsthilfe und für unerwartete Rettung. Mehr noch: Die durch immer neues Hören oder Lesen eingeprägten Märchen entfalten inmitten aller bewußten Erkenntnis eine integrierende Kraft, das Leben zu verstehen, die das Undurchschaubare, das Chaos der Eindrücke ordnen und auch dualistische Züge unserer Natur („Brüderchen und Schwesterchen") bzw. als feindlich erlebte Rivalitäten (älterer und jüngerer Bruder) als miteinander vereinbar erkennen hilft[154].

Obwohl das so ist, lehnen viele Eltern Märchen für ihre Kinder ab, weil sie meinen, von den in ihnen vorkommenden Gewalttätigkeiten usw. könnten ungute Einflüsse auf ihre Kinder ausgehen. Nun ist es ein-

---

[151] Siehe o. S. 53f.

[152] Siehe o. S. 84ff.

[153] B. Bettelheim, Kinder brauchen Märchen, Stuttgart 1977.

[154] Die einzelnen Kapitel des Buches gehen dieser integrierenden Kraft, das Leben zu verstehen, nach und nennen dabei die entsprechenden Teilbereiche des Lebens.

fach falsch anzunehmen, Kinder seien grundsätzlich nicht von ängstlichen, zornigen und zerstörerischen Vorstellungen erfüllt, mit denen wir alle auf Übermächtige, auf „dunkle Mächte" und Bedrohungen anderer Art reagieren. Sie sind es sehr wohl auch ihren Eltern gegenüber, und Märchen helfen ihnen, mit diesen Vorstellungen so umgehen zu können, daß sie von ihnen nicht aus der „Lebensbahn" geworfen werden. Denn Kinder, die mit Märchen vertraut sind, machen die Erfahrung, daß die furchterregenden Elemente ertragen werden können und die tröstlichen Züge in den Vordergrund treten: „*Das ursprüngliche Mißvergnügen des Angstgefühls verwandelt sich dann in die große Freude, die man empfindet, wenn die Angst mit Erfolg angegriffen und gemeistert wurde.*"[155]

Auch der, der geringschätzig sagt, Märchen seien eben „nur Märchen", sollte auf der anderen Seite nicht vergessen, daß unsere Sprache mit dem ein glückliches Staunen aussagenden Wort „märchenhaft" davon weiß, wie herrlich, weil die Grenzen eines allein rationalistischen Denkens übersteigend, bestimmte (Glücks-)Entdeckungen für uns sind. Sie geben uns Zuversicht, daß der in sich trostlose Rahmen des Bekannten immer wieder durchbrochen werden wird und Neues bereit hält, mit dem nicht zu rechnen war. Insofern ist es wohl richtig zu sagen, daß auch Erwachsene Märchen brauchen, und zwar nicht zuletzt die Volksmärchen, die ihnen heute mehr und mehr unbekannt bleiben, und sei es, daß sie ihnen „nur" dazu helfen, die Reaktionen ihrer Kinder besser zu verstehen.

Viele Wege zur Vorbereitung auf das Leben werden angeraten und eingeschlagen. Doch Orientierung im Leben vermitteln nicht nur die Informationen, die wir intellektuell verarbeiten, sondern ebenso diejenigen, die in uns ein Gegengewicht zum allein Intellektuellen aufrechterhalten und Ausgleich schaffen, wenn der Intellekt ehrlicherweise nur noch Absurdität feststellen kann. Es ist kaum als Fortschritt zu werten, daß die Märchen soviel Ablehnung erfuhren. Damit dokumentiert der Zeitgeist vielmehr, wie dünn bestückt sein Repertoire an Möglichkeiten ist, uns im Leben zu halten.

Die religiöse Verdächtigung der Märchen schließlich, sie seien im Kern areligiös, heidnisch, braucht niemanden zu schrecken. Natürlich sind sie „heidnisch" wie alle Ängste, Zorn- und Haßausbrüche und die Zerstörungswut. Gerade dadurch aber zeichnen sie ein getreues Bild der in dieser Welt im Kampf miteinander liegenden unversöhnten Kräfte, in

[155] AaO., 116. Insofern entlasten Märchen von einem unnötigen psychischen Daueraufwand, den Ängste nun einmal bedeuten. Um diesem seelischen Daueraufwand, der sich vor allem mit der Entwicklung und Behauptung einer eigenen Identität verbindet, zu entgehen, wird nur zu oft auf die Entwicklung von Eigenständigkeit verzichtet und die Anlehnung gesucht.

den wir alle hineingezogen werden. Märchen sind also Hilfe zur Erkenntnis, daß unsere eigene Natur im Grunde heidnisch ist. Glaube fängt darum auf jeden Fall erst jenseits der Märchen an. Und deshalb wurden Märchen ganz allgemein der Kleinkinderzeit und der Glaube der Zeit *danach* zugeordnet. Um so schlimmer ist es freilich, wenn immer mehr Menschen leben müssen, ohne als Kleinkinder mit den Märchen noch als Heranwachsende mit dem glaubenden Denken vertraut gemacht worden zu sein.

Die antisuizidale Kraft der Märchen liegt auf der Hand: Sie lehren Zuversicht auch gegen die berechenbare Unwahrscheinlichkeit, die wir Aussichtslosigkeit nennen[156].

ε) Literatur[157] kennen

Ich habe in diesem Buch an mehreren Stellen Gelegenheit genommen zu zeigen, wie Lebensprozesse durch das Nachdenken über Literatur verständlich werden können. Daß ich diese Gelegenheit wahrgenommen habe, soll ein Zeichen des Dankes für vieles sein, was ich auf diesem Wege eingesehen habe.

Autoren schreiben, um das Leben zu deuten, und um hinzudeuten auf eine andere, *ihre* Vorstellung von Leben. Wo wir sie unsererseits interpretieren und dabei unsere Erfahrungen und Vorstellungen einbringen, entsteht als Erkenntnis, als Verstehen, immer etwas, das unsere, das aber eben auch anderer Menschen Geschichte und Erfahrungen enthält. Insofern ist die Beschäftigung mit Literatur selten dazu angetan, Einsamkeit zu fördern, sondern eher, sie aufzuheben. Ich will dabei nicht verkennen, daß die bestätigende Wirkung von Büchern, die durch zur Identifizierung reizende Gestalten oder Gedanken zustande kommt, auch suizidalitätsfördernd sein kann, wie ja bekanntlich im Blick auf Goethes „Die Leiden des jungen Werther" immer wieder behauptet worden ist. Doch wer gegen solche Risiken einen Schutzwall aufrichten wollte, müßte das Leben selbst verbieten, weil es in seinem Innersten ja mit antilogischen Beziehungen zu tun hat[158].

---

[156] Ich weise noch auf den „Klassiker" der Märchenforschung und einige Schriften hin: Max Lüthi, Es war einmal ... Vom Wesen des Volksmärchens, Göttingen [5]1977; ders., Märchen, Stuttgart [6]1976; ders., Das Volksmärchen als Dichtung, Ästhetik und Anthropologie, Düsseldorf/Köln 1975; ders., So leben sie noch heute. Betrachtungen zum Volksmärchen, Göttingen [2]1976.

[157] Mit „Literatur" fasse ich hier völlig unwissenschaftlich alle übrige „gute" Literatur außerhalb der Märchen zusammen, also auch Mythen, die Klassiker aller Zeiten etc.; ich unterscheide hier auch nicht zwischen wichtigen literarischen Formen. In unserem Zusammenhang sind allerdings von besonderer Bedeutung die Geschichtsschreibung einschließlich des historischen Romans sowie die Biographien.

[158] Siehe o. S. 24ff. – Ich fand eine interessante Deutung von Werthers Tat, die das Antilogisch-Komplementäre seines suizidalen Aufbruchs trifft: „Der Tod gewinnt damit für

Wer Literatur kennt und erinnert, steht nicht in der Gefahr, deshalb in ein Erleben von Aussichtslosigkeit zu geraten, weil er sich zu nichts mehr in Beziehung setzen, mit nichts mehr als mit sich selbst „kommunizieren" kann. Vor allem, weil Literatur immer wieder auch Deutungen von Liebe und dem Sinn des Lebens anbietet, die unseren Widerspruch herausfordern, hält sie durch das angebotene Gespräch eine Beziehung zum Leben aufrecht und so im Leben.

Es ist unverkennbar, in welch enger Beziehung das eben Gesagte zum Abschnitt über die Bedeutung der Märchen steht. Tatsächlich sind die Übergänge manchmal fließend, wie zum Beispiel zwischen Mythen und Tragödien oder zwischen Märchen und Novellen. Ernst Blochs „Spuren"[159] verdeutlichen viel davon. Wichtiger aber ist in unserem Rahmen, daß die Kenntnis von Märchen, Gedichten, Romanen etc. unsere Phantasie wachhält, indem wir zu vielerlei Lebensdeutungen und Phantasien, freilich auch Phantasmagorien, eine Beziehung haben.

ζ) Humor haben

In gewisser Weise nennt dieses Lebens-Mittel, das den Umgang mit den Ausdrucksformen des Komischen (Witz, Ironie, Satire, Persiflage, aber auch Spott) meint, nur einen Unterpunkt zu ε). Nicht nur, weil Freud ausführlich über den Witz gehandelt hat[160], aber auch deswegen soll gesondert auf den Humor hingewiesen werden. Er hat eine psychisch entlastende Funktion und bewahrt vor unnützer Verdrängung; er hilft zur Fortführung von Kommunikation, wo die anderen Ausdrucksformen versagen; mit ihm gelingt es, Zwängen auszuweichen und verloren gegangene Freiheiten wieder herzustellen, ja trotz bestehender Zwänge einer familiären, staatlichen oder sonst welchen (z.B. einer Mode-) Diktatur, die Peiniger zu entwaffnen und zugleich die Freiheitsgüter kommunikabel zu halten. Insofern sind satirische Zeitschriften, der politische Witz, das vorsichtig übertreibende Kompliment und die gestisch überzogene Unterwürfigkeit wie auch die „Geheimsprachen" der Kinder Mittel, in zwar sehr unterschiedlichen Situationen, doch mit dersel-

---

ihn den folgenden Sinn: nicht totale Negation, sondern ‚Aufhebung der Einschränkung, so als könnte in einem fürchterlichen Paradox das Leben durch den Tod auf ein Gleis entschränkter Erfüllung gebracht werden, so als sei der Tod Gewinn der Zukunft'." K. Oettinger, „Eine Krankheit zum Tode". Zum Skandal um Werthers Selbstmord, in: Der Deutschunterricht 28 (1976), 2, 55ff, hier 67. Das Zitat im Zitat stammt von H. Tellenbach, Gestalten der Melancholie, in: Jahrbuch für Psychologie, Psychotherapie und med. Anthropologie VII (1960), 14.

[159] E. Bloch, Spuren, = Gesamtausgabe Bd. 1, Neue, erweiterte Auflage, Frankfurt/M. 1969.

[160] S. Freud, Der Witz und seine Beziehung zum Unbewußten, GW VI, 1–285. Vgl. dazu G. Jappe, aaO., 111ff.

ben Intention, Freiheiten zu schaffen und zu erhalten, Druck zu entgehen.

Der Humor ist ein Mittel zum Leben, denn seine wesentliche Leistung besteht darin, auf dem Weg des *uneigentlichen* Sprechens zu Lebenselementen Beziehungen herzustellen, die von anderen *eigentlich* verboten worden sind. Insofern ist der Humor ein wichtiges Mittel, uns vor allem da im Leben zu halten, wo äußerer Zwang, Intoleranz, Dogmatismus und Gedankenschnüffelei aus dem Leben drängen, weil sie offene Kommunikation verhindern. Humor ist aber auch geeignet, „double bind"-Kommunikationen zu verhindern, weil er bewußt und spielerisch Doppelbedeutungen herstellen und deshalb auch entlarven kann, ihnen also nicht hilflos bis zum Orientierungsverlust ausgeliefert ist. Humor bewahrt auch vor narzißtischer Kränkung, indem er durch den *selbstkritischen* Blick in den Spiegel den Narzißmus in gesunden Grenzen hält.

Die gelegentlich begegnende religiöse Verdächtigung des Humors als „unernst" spricht deshalb nur dafür, daß sie selbst nicht ernst zu nehmen ist als Hilfe, sondern nur als Behinderung des Lebens.

η) Widerstände als hilfreich erkennen

Während Glaube und Hoffnung, Märchen, Literatur und Humor je auf ihre Weise dazu helfen, Beziehungen herzustellen und zu unterhalten, die das Leben mit seiner geschichtlichen Situation annehmbar bleiben lassen, weil sie diese einbeziehen, spricht das nun empfohlene Lebens-Mittel davon, Widerstände als hilfreich erkennen zu lernen, um mit ihnen leben zu können, ihnen jedenfalls nicht um jeden Preis auszuweichen. Doch da liegt nur scheinbar ein Widerspruch vor. Denn tatsächlich kann derjenige, der Glaube und Hoffnung, aber auch der, der Humor hat, mit Widerständen leben; dasselbe gilt für den, der mit Hilfe der Verstehensmöglichkeiten, die ihm Märchen und andere Literatur anbieten, Alternativen entdeckt. Doch indem ich die Fähigkeit, Widerstände als hilfreich erkennen und aushalten zu können, als Mittel zum Leben bezeichne, werte ich Widerstände positiv, und zwar nicht nur als ein notwendiges Übel, sondern als Ursache einer Lebenskraft. Denn: „Wo die Gefahr ist, wächst das Rettende auch" (Hölderlin), und nur der, dessen Kräfte beansprucht wurden, der hat Kraft. Es ließe sich eine beliebig lange Kette von solchen Sätzen bilden, die im Grundsatz aber alle dasselbe sagen: Wenn wir ohne Widerstände und Herausforderungen leben müßten, hätten wir weder Grenzen, die uns davor bewahren, übers Ziel zu schießen[161] und unsere Kräfte zu vergeuden, noch solche, die uns rei-

[161] Ich zitiere noch einmal H. Völkel (aaO., 325) mit einer wichtigen Erfahrung, Ursachen und Therapie mancher depressiver Zusammenbrüche nennend: „Riesenansprüche, infantile Illusionen haben zu einem irrealen Lebensentwurf geführt, der mit zunehmendem

zen, sie zu überwinden und dabei sowohl Neues zu entdecken als auch noch unbekannte Kräfte zu entwickeln. Es gibt keine „normale Entwicklung", in der nicht eines Menschen seelische, geistige und körperliche Kräfte anders als durch Widerstände vorangetrieben worden wären. Es ist anzuerkennen: „Leben heißt fortgesetzt gestört werden" (R. Wagner)[162]. Nun wäre dieses (selbstverständliche) Mittel zum Leben hier kaum zu erwähnen, wenn nicht parallel zu den steigenden Suizid- und mehr noch den Suizidversuchsziffern jener Trend zu beobachten wäre, Liebe und Fürsorge dahingehend zu interpretieren, daß die Eltern den Kindern, aber auch die Kommunen und der Staat ihren Bürgern buchstäblich alle möglichen Widerstände aus dem Weg räumen sollen, damit Kinder und Bürger „besser" leben können bzw. „mehr vom Leben haben".

Führungsrivalitäten werden dementsprechend so ausgetragen, daß denen, um deren Stimme man wirbt, ein immer weiter reichendes Anspruchsdenken nahegelegt wird, das keiner mehr befriedigen kann und das notwendig zu Kränkungen, zu Resignationen oder zu dem Gefühl, „aussteigen" zu sollen, führen muß. Wenn es stimmt, daß Widerstände Lebenskräfte entwickeln, so dürfen Leben und Fürsorge nicht dazu führen, daß möglichst alle Widerstände aus dem Weg geräumt werden; sie sollten, wo es ums Leben geht, eher darauf zielen, Kinder und Bürger zu verlocken, mit den Widerständen zu leben und Lebenskräfte zu entwikkeln. Und wo keine Widerstände mehr sichtbar sind, müssen künstlich welche geschaffen werden – für Kinder *und* Eltern.

Damit sind wir wieder bei den zuvor besprochenen Lebens-Mitteln und ihrer Bedeutung als Elemente antisuizidaler Lebensbeziehungen angelangt: ohne Kindern bzw. Bürgern Zugang zu diesen Lebens-Mitteln zu verschaffen, muß ein Appell, mit Widerständen leben zu wollen, unerhört verhallen. Dann aber bleiben auch Bemühungen, den Trend zu Lebensangst und Suizidalität aufzuhalten, vergeblich. Dann bleibt es bei einem „Flüchten" und kommt nicht zum „Standhalten"[163].

Alter immer weniger aufrechterhalten werden kann, vorübergehend vielleicht durch Tagträumereien oder gar Suchtmittel abgestützt wird, bis dann schließlich der depressive Zusammenbruch erfolgt. In solchen Fällen bedeutet Therapie ein Ringen um Opfer- und Leidensfähigkeit. Wertstreben muß an die Stelle von kindlichem Luststreben treten, um die entscheidenden Knotenpunkte der Pathogenese zu lösen. Hier ist manchmal ein fast banaler therapeutischer Kleinkrieg zu führen um Verzichte im Alltag, und sei es nur um die Einschränkung des Zigarettenkonsums oder die Durchsetzung eines geregelten Tagesprogramms. Solche Verzichte werden nicht sogleich als sittliche Tat um ihrer selbst willen freudig geleistet, sondern zunächst nur dem Therapeuten zuliebe als Opfer gebracht. Und dazu ist eine sehr enge Bindung Voraussetzung."

[162] R. Wagner, Beginn und Aufstieg der Kybernetik, in: O. W. Haseloff (Hrsg.), Grundfragen der Kybernetik, Berlin 1967, 18.

[163] Vgl. H. E. Richter, Flüchten oder Standhalten, Reinbek 1976. Eine Variante dieser Flucht besteht darin, unrealistisch hoch geschraubte Erwartungen an das Leben allgemein,

ϑ) Leidensfähigkeit entwickeln

Ein Widerstand ganz besonderer Art ist für uns das Leiden[164]. Wer die Bedeutung dieses Widerstandes als Lebenskraft richtig einschätzen will, braucht sich nur die unendliche Vielfalt und Zahl von Bemühungen anzusehen, mit denen in der Menschheitsgeschichte versucht worden ist, Leiden zu mildern, zu heilen oder gar – in utopischen Entwürfen – überflüssig zu machen. Wir haben festgestellt, daß Suizidalität verbunden ist mit dem als unerträglich empfundenen Leiden, nicht leben und nicht sterben zu können. Von daher könnte der Gedanke aufkommen, zu den Elementen antisuizidaler Lebensbeziehungen gehörten vor allem leidensfreie Beziehungen. Nur zu viele wünschen sich „ungetrübtes Glück" und immer wieder eine möglichst störungsfreie Gesundheit. Es gibt allermeist einfach kein Bewußtsein dafür, daß wir Gesundheit und Glück nur deshalb empfinden können, weil wir in unserer eigenen Existenz und in der von Fremden um Krankheit und Unglück wissen. Die noch weitergehende Einsicht, daß Gesundheit ein Zustand ist, in dem sich psychosomatische Störfaktoren (Widerstände) und Energien gegenüberstehen, die diese abwehren, überwinden und die das Leben so insgesamt weitertreiben, haben leider noch weniger Menschen zur Verfügung. Nur aus diesem Mangel an Einsicht erklären sich aber Wünsche wie jener nach dem ungetrübten Glück bzw. nach einer störungsfreien Gesundheit. „Gesundheit" meint eben nicht die Abwesenheit von „Krankheit". Vielmehr werden wir so zu sagen haben: Krank sind und fühlen wir uns dann, wenn die Störfaktoren[165] aus irgendeinem Grund ins Übergewicht geraten sind und nicht mehr in einem Lebensprozeß ausgeglichen und überwunden werden können, also buchstäblich überhandnehmen und nun auch im Bewußtsein als vorherrschend empfunden werden. Krank sind und fühlen wir uns auch, wenn die Störfaktoren nur deshalb vorherrschend werden, weil wir aus irgendeinem Grund nicht mehr genügend Abwehr- und Verhinderungskräfte entwickeln.

Wir sind schon mehrfach auf das Antilogisch-Komplementäre aller Lebensprozesse gestoßen. Auch und gerade im Blick auf ein lebensgerechtes Verständnis für *unsere* eigenen Leiden – fremde kann man nicht

---

an Partner, Beruf etc. zu haben. Das Zurückbleiben des Realisierten hinter diesen Erwartungen führt dann notwendig zu Kränkungen und zum Rückzug in die bittere Einsamkeit des Verkannten oder der Scheinkompensation z.B. durch Suchten.

[164] Vgl. auch: W. Sternheim, Leiden lernen, in: H. J. Schultz (Hrsg.), Was der Mensch braucht. Anregungen für eine neue Kunst zu leben, Stuttgart 1977, 197ff. Die überaus anregenden Beiträge dieses Sammelbandes sind insgesamt als Ergänzung zu den von mir genannten Lebens-Mitteln lesenswert. Ich weise ferner noch einmal auf die beiden o. Anm. 119 genannten Bücher von D. Sölle („Leiden" und „Die Hinreise") hin.

[165] Gemeint sind alle psychosomatischen Belastungen, angefangen von Außentemperaturschwankungen und Herausforderungen unserer Aufmerksamkeit durch die einfache Gegenwart anderer bis hin zu Infektionen oder psychischem Terror.

verstehen, ohne sie mittragen zu wollen – ist das antilogisch-komplementäre Denken Voraussetzung. Wir verstehen nämlich alles, was uns leiden läßt, erst dann richtig, wenn wir es begreifen – also annehmen *und* verstehen – als Herausforderung, unser eigenes Leben voranzutreiben durch die Entfaltung von abwehrender und überwindender Lebensenergie. „Richtig“ verstehen heißt also wieder: lebensgerecht verstehen.

Ich urteile also, daß es entscheidend darauf ankommt, daß uns Menschen im Leben Mut gemacht wird, Leiden nicht zu umgehen, sondern dazu, daß wir uns dem Leiden und seinen Ursachen stellen. Nur so wird die Unsitte ein Ende nehmen, daß wir meinen, Weinen und Klagen verbergen zu müssen. Nur so werden wir gezielt etwas dafür tun, daß die Fähigkeiten, Leiden abzuwehren und zu überwinden, gestärkt werden. Und nur so ist zu erwarten, daß auch eine Fürsorge in der Erziehung wieder Einlaß findet, die den „seelischen Kräften“ gilt. Ich meine damit vor allem Liebe, Glaube und Hoffnung (1. Korinther 13,13).

Zu den Elementen antisuizidaler Lebensbeziehungen gehört eine erworbene Leidensfähigkeit unbedingt. Je mehr Liebe ein Kind erfahren, je mehr Ich-Stärke es entwickeln und je angstloser es sich später in die Beziehungen zu anderen Menschen und zu neuen Ideen begeben konnte, um so größer ist die Fähigkeit, Kränkungen und andere Schmerzen zu überwinden, die ja eine regressive Entwicklung in die lebensfremden harmonischen Primärzustände in Gang setzen können; um so größer ist aber auch die Fähigkeit, an fremden Leiden Anteil zu nehmen. Und das ist wiederum ein Mittel, das uns im Leben hält, und zwar gerade im Angesicht des Todes. Denn Leidenszeichen sind Zeichen unseres Vergehens. Haben sie so einen Sinn?

ι) „Lehre uns bedenken, daß wir sterben müssen ...“ (Psalm 90,12)

„... auf daß wir klug werden“ –, so wird dieser Vers bekanntlich zu Ende geführt. Ein Mittel zum Leben ist dieses Bedenken nicht schon dadurch, daß das Ende unseres Lebens, das Sterben-Müssen, reflektiert wird. Es kommt auch nicht durch Appelle zustande, unsere Sterblichkeit nicht zu verdrängen. Ein Mittel zum Leben wird das Bedenken dessen, daß wir sterben müssen, erst, wenn es betrieben wird als die ganz entschiedene Absage an den Wunsch, ein anderer, in diesem Fall also: ein Unsterblicher, sein zu wollen statt des Sterblichen, der wir sind. Erst dann ist es Mittel zum Leben, weil nun erst die Zusage an unsere Sterblichkeit[166] möglich wird. Und diese Zusage – so lehrt der Psalm –, *sie* läßt uns klug werden. Nicht listig, nicht unbedingt weise, aber klug; lebens-

---

[166] Auf eine zu beobachtende Verkehrung der Todesangst in Lebensangst hat hingewiesen J. E. Meyer, Tod und Neurose, = Kl. Vandenhoeck-Reihe 374 S, Göttingen 1973, 92.

klug nämlich. So wie Salomo, der aus der Beobachtung des Lebens lebensklug, ja sogar weise, geworden ist.

Das Bedenken dessen, daß wir sterben müssen, ist dafür verantwortlich, daß wir Menschen ein Zeitgefühl haben. Daß wir darüber hinaus den Dingen, mit denen wir es im Leben zu tun bekommen, unterschiedlichen Wert beimessen, ist sicher auch ein Akt der Lebensklugheit, denn die begrenzte Zeit und die begrenzten Möglichkeiten, die wir haben, raten dazu, abzuwägen, wofür und wogegen wir sein und arbeiten, kämpfen und planen wollen. „Der reiche Kornbauer" in Jesu Gleichnis (Lukas 12,16–20) hatte vergessen, daß er sterben mußte: der Tod überraschte ihn, er hatte nichts vom Leben als Arbeit. „Der reiche Jüngling" (Lukas 18,18ff) konnte sich nicht entscheiden, wo sein Herz schlug und wo sein Schatz war (vgl. Lukas 18,22 und 12,33f). Der Kaufmann, der die guten Perlen suchte, handelte klug: „Und da er eine köstliche Perle fand, ging er hin und verkaufte alles, was er hatte, und kaufte sie." (Matthäus 13,45f)

Die Lebensklugheit jenes Kaufmanns, aber auch die des „ungerechten Haushalters" (der erkannte, was die Stunde geschlagen hatte, und mit einer List seinen Hals aus der Schlinge zog, wofür ihn Jesus lobt: Lukas 16,1–8) weist uns auf ein Lebens-Mittel, das fast vergessen ist: auf die Fähigkeit, Zeit auszukosten, indem sie von uns selbst gestaltet wird, um so unsere Endlichkeit auch und gerade in der Leiblichkeit zu genießen, ohne deswegen hektisch oder materialistisch zu werden. Zwar gibt es Freizeitangebote in Hülle und Fülle und vermarktete Sexualität wie nie zuvor. Doch umgekehrt proportional zum Ansteigen der Verwaltung und Vorprogrammierung der Freizeit hat die Fähigkeit, freie Zeit und damit *das Leben persönlich* zu gestalten, abgenommen. Die Folge davon ist, daß wir uns in unseren Freizeittätigkeiten seltener als wir selbst erleben können; wir entspannen uns weniger, wir erholen uns nicht so gut; zurück bleibt das Gefühl: es war nichts. Doch die Zeit läuft weiter, wir werden älter – und es war noch immer nicht viel, worin wir uns als wir selbst erlebt haben. Oft steht die Zeit auf und wie ein Ungeheuer da, das totgeschlagen werden muß; am Wochenende vor allem, so daß die Arbeit am Montag begrüßt wird wie die Erlösung von dem Bösen. Dabei ist freie Zeit als geschenkte Zeit gedacht. Doch der Materialismus hat unsere Fähigkeit zur Zeitgestaltung auf eine ihm sehr eigene Art vermindert: mit dem Materialismus hat sich ein Instrumentalismus verbunden, der nicht nur das Tun, sondern auch das Nichtstun in der Freizeit an Apparate gebunden hat. Die Apparate aber ziehen uns in Scheinbeziehungen (z.B. beim Spielen „gegen" einen Automaten) hinein und bauen die Lebensbeziehungen ab. Sie verhindern Kommunizieren, gerade auch das in Spielen, deren Attraktivität im allgemeinen darin besteht, daß sie mit geringstem Sachaufwand die Spielbeteiligten aus ihren Alltagsrollen herausholen und sich im spielerischen Auf und Ab ständig wechselnd einander neu zuordnen lassen; das entlastet, erholt. Und außerdem ist der, der verlieren gelernt hat, auch nicht so leicht zu kränken. Vor allem aber erlaubt das Spiel, Identitäten zu spielen, die das Leben in seiner Begrenztheit verweigert, ohne deshalb die Beziehung zur eigenen Identität und zur Wirklichkeit aufkündigen zu müssen. Wer als Kind Indianer gespielt hat, braucht wahrscheinlich später keiner mehr *sein* zu wollen.

κ) Zeit haben, geben und nehmen

Daß unser Leben begrenzt ist, heißt, daß wir hier Zeit und keine Ewigkeit haben. „Daß der Mensch nicht nur ‚in der Zeit' da ist, daß vielmehr die Zeit, in der er da ist, zugleich seine Lebenszeit ist, konstituiert das Wesen des Menschen." Als zeitliches Wesen hat der Mensch Gegenwart, die geworden ist, und Zukunft, die neue Gegenwart, die immer schon wird. „Zeit haben bedeutet also genauerhin: eine *Geschichte* haben."[167] Obwohl wir Zeit und Geschichte haben, hat kaum einer Zeit. Genauer: kaum einer kann oder will von der Zeit, die er hat, abgeben, um sie, seine Zeit, mit der Zeit anderer zu verbinden und so zu einem Stück gemeinsamer Geschichte werden zu lassen. Jeder verbraucht, so ist andersherum zu sagen, seine Zeit für sich selbst. Wahrscheinlich, weil die Lebenszeit so kurz ist. Gewiß, weil jeder so stark beansprucht ist, zeitlich, und bis zu diesem oder jenem Zeitpunkt Bestimmtes erreichen will. Sicher, weil kaum einer von uns noch weiß, *daß* er Zeit hat, wir alle aber unsere Termine haben. Doch Termine kann man nicht zu gemeinsamer Geschichte mit anderen Terminen verbinden, denn Termine trennen Familienmitglieder und Freunde, sind separatistisch und gegen Geschichte, zerschneiden sie, wie sie Zeit in Segmente zerlegen, jeweils „von – bis". Termine sind keine Lebens-Mittel.

Zeit haben ist ein Mittel zum Leben, denn Zeit haben heißt eigentlich: Zeit geben, und wo man sie bekommt, auch: Zeit nehmen. In dem Bewußtsein, mit der Lebenszeit einen Vorrat an Möglichem zu haben, das an mir, mit mir und durch mich im Kommunizieren mit anderen geschehen kann, verbinde ich meine Zeit mit diesem oder jenem Menschen oder Tun, zu nun gemeinsamer Geschichte. Und indem dies geschieht, geschieht Leben. Zeit geben und nehmen ist also identisch mit Leben geben und annehmen, mit Lebensmöglichkeiten durch Lebensbeziehungen, die an die Lebenszeit gebunden sind.

Wenn es aber ein Symptom unserer Zeit ist, daß wir so wenig Zeit haben, so heißt das, daß wir wenig dafür „übrighaben", Lebensbeziehungen zu anderen herzustellen und zu fördern. Was so vielleicht noch wie eine läßliche Sünde aussehen kann, ist aber, wenn ich es richtig deute, als

[167] Vgl. zu diesem Abschnitt wieder E. Jüngel, Tod, aaO., 148ff.

Symptom einer allgemein gewachsenen Bereitschaft zur Suizidalität zu verstehen. Denn wenn wir zu anderen keine Lebensbeziehungen herstellen, bleiben wir selbst ohne Lebensbeziehung, ohne Geschichte in der Zeit, und dann bleibt von einem Menschen irgendwann auch nicht viel mehr zu sagen, als daß da mal einer war „von–bis" – und das ist keine Aussicht, die im Leben hält. Im Leben hält aber das Bewußtsein, durch die eigene Zeit mit anderen Geschichte haben zu können, die ihre Bedeutung behält, weil alle Lebensbeziehungen nach der Verheißung der Schrift die Beziehung zum Leben behalten.

3. Konsequenzen für die öffentliche Kommunikation

Längerfristig wirksame Suizidverhütung geschieht, wo Lebensbeziehungen „gehütet" und Mittel bereitgestellt werden, die den einzelnen am Leben halten. Daß jeder einzelne an ihrer „Erzeugung" und „Verteilung" beteiligt ist, habe ich betont. Umgekehrt gibt es auch eine Verantwortung, die von denen getragen werden muß, die gemeinhin als „Öffentlichkeit" bezeichnet werden. Vor allem Émile Durkheim[168] hat diesen Aspekt, wenn auch mit ganz anderer Tendenz, betont. Doch auch die neuen soziologischen Theorien legen, jedenfalls zum Teil, eine öffentliche Verantwortung für das sich ausbreitende suizidale Klima nahe. Erwin Stengel[169] und neuerdings Erwin Ringel samt Mitarbeitern[170] haben ganz entschieden gesellschaftspolitische Maßnahmen gefordert. Es würde den Rahmen des Buches und auch meine Sachkenntnis übersteigen, detaillierte Konsequenzen aufzuzeigen, die sich aus der Reflektion der Elemente einer Theorie antisuizidaler Lebensbeziehungen für die vielen Bereiche des öffentlichen Lebens ergeben. Erlaubt scheinen mir aber einige stichwortartige Hinweise, deren Integration ich denen überlassen muß, die zuständig sind.

a) Hinweise für die Bildungs- und Ausbildungssysteme

Stimmen die anthropologischen Leitbilder mit den Elementen antisuizidaler Lebensbeziehungen überein? Oder wirken sie sich als Leid erzeugende, lebensbehindernde Bildungsideale aus, weil sie z. B. aufgrund demokratischer Prinzipien suggerieren, daß das, was theoretisch möglich ist, auch praktisch möglich und erreichbar sei für jeden, obwohl jeder Verantwortliche weiß, daß unsere Schulsysteme, gemessen am Er-

---

[168] AaO., 151 ff.
[169] AaO., 124ff.
[170] E. Ringel, Selbstmord – Appell an die anderen, aaO., 65ff, 79ff.

reichbaren als Norm, fast 90 % Versager produzieren? Was ist – angesichts der Anomie- und Integrationstheorien – dazu zu sagen, wenn Untersuchungen an städtischen Schulen ergeben, daß bis zu 80 % der Kinder abweichende Verhaltensformen zeigen? Stimmen die Normen noch? Ist es dann aber nicht suizidalitätsfördernd, sie weiterhin zu internalisieren[171]? Läßt sich die unterschiedliche Wertung von Kopf- und Handarbeit noch aufrecht erhalten, die mit strengem Automatismus auf den Wert der jeweils in diesen Berufen Arbeitenden übertragen wird, so daß ganze Bevölkerungsgruppen mit Minderwertigkeitsgefühlen bedrückt werden und langfristig unsinnige Arbeitsmarktverschiebungen zustande gekommen sind, weg von der Hand- und hin zur Kopf- bzw. Verwaltungsarbeit? Könnten Kindergärten und Schulen nicht ganz entschieden dazu anleiten, daß Menschen es nicht nur verstehen, mit ihrem Intellekt (und ihren Händen), sondern auch mit ihren Emotionen umzugehen? Könnte nicht *die* Einsicht zum festen Bestandteil des Bildungsgutes werden, daß Wandel in allem als dem Leben entsprechend begriffen werden kann und daß Stillstände Todeszustände sind, aus denen viele einen Ausweg nur durch suizidale Aufbrüche suchen können? Und daß das Beharren auf „Standpunkten" viel mit der Verteidigung solcher Todeszustände zu tun hat? Vor allem: wäre es nicht möglich, neben dem griechisch-definitorischen Denken, dem wir verpflichtet sind und das im übrigen mit innerer Notwendigkeit einen Hang zur Abstraktion und zur Scheinobjektivierung hat, jenem anderen Denken gleiches Recht einzuräumen, das im Hebräischen seinen Ausdruck gefunden hat? Das Hebräische ist vor allem an den Lebensbeziehungen, am Dynamischen der Lebensprozesse und -begegnungen, interessiert und kann so über das Denken die antisuizidalen Lebensbeziehungen fördern. Hinzukommen sollte auch ein Verständnis dafür, daß Hermeneutik und Semantik als geistes- und sprachgeschichtliche Phänomene eben keine Nebensächlichkeiten, sondern die Angelpunkte der geschichtlich sich wandelnden Weltdeutungen in den Blick kommen lassen. Daß Wahrheit und Methode zusammengehören, daß aber auch viele sogenannte Dualismen gar keine lebens-logisch, sondern nur formal-logisch sich ausschließende Perspektiven sind, die antilogisch-komplementär zusammengehören wie die beiden physikalischen Theorien zur Beschreibung des Phänomens Licht – kann dafür wirklich nicht mehr Verständnis in unseren

---

[171] Ich gebe auszugsweise einen Leserbrief wieder, erschienen in DIE ZEIT Nr. 10 vom 3. 3. 1978, S. 77: „Wir alle sind Mörder. Wir drehen gemeinsam den Strick, bauen Hochhäuser und Brücken, lassen Pistolenschüsse, Heroin, Abgase von Autos und Schlaftabletten wirken. Der Mensch wählt nicht den Freitod, und er ist auch nie der letzte Ausweg für ihn. Wir wählen den Freitod für ihn, denn wir lassen ihm keine andere Wahl. Wir mauern alle Auswege zu bis auf den einen. Das Recht auf Selbstmord ist kein Recht, sondern eine Pflicht, welche wir Mörder unseren Opfern auferlegen." (Karl-Ulrich Schwander, 19 Jahre.)

Schulen geweckt werden? Nicht zuletzt die Alternativismen im Normbereich, im moralgebundenen wie auch im leistungsbezogenen Wertdenken, sind dafür verantwortlich, daß die internalisierten Wertskalen im Selbsterleben so unendlich vieler Menschen „Abstürze" mit unerträglichen Schmerzen registrieren, wenn die selbst- oder fremdgesteckten Normen nicht erfüllt oder verletzt worden sind. Muß das eigentlich Sache der Religionen bleiben zu sagen, daß der Wert des Menschen nicht von seiner Leistung abhängt?

b) Hinweise für das Gesundheitssystem

Vieles wäre zur Problematik gesund/krank[172] zu sagen. Kann erwartet werden, daß eine antisuizidale Leidensfähigkeit wächst, solange über die öffentliche Kommunikation und die Gesundheitssysteme eine Vorstellung von Gesundheit verbreitet wird, die einfach an den biokybernetischen und psychosomatischen Erkenntnissen vorbeigeht und in vielem das Denken und Handeln in die falsche Richtung weist? Gleiches gilt für die Einschätzung von Schmerzen, den Gebrauch von Sedativa und Psychopharmaka[173], für den absolut gesetzten Wert biologischer Lebenszeit, für die Rangfolge von Individual- und Familientherapie[174] und vieles mehr. Da ich den Akzent bisher auf die Herausarbeitung antisuizidaler Lebensbeziehungen gelegt habe, frage ich, ob nicht amerikanische Experimente auch auf Deutschland übertragbar sind; da haben Ärzte und Krankenkassen für gewisse Gebiete vereinbart, daß die niedergelassenen Ärzte nicht nach der Zahl der Krankenscheine vergütet werden, sondern umgekehrt nach der Zahl derer, die gesund geblieben sind. Die Folge soll sein, daß die Ärzte ihre Bemühungen ganz intensiv darauf richten, die Bevölkerung gesund zu halten. Im Blick auf das Anwachsen

---

[172] Vor allem im Blick auf die Definition dessen, was psychische Krankheit ist, gibt es Kontroversen: vgl. H. Keupp, Der Krankheitsmythos in der Psychopathologie, = Fortschritte der klinischen Psychologie 2, München-Berlin-Wien 1972; J. Bojanowsky, Konzept der psychischen Krankheit, in: Medizin – Mensch – Gesellschaft 2 (1977), 224ff.

[173] Psychopharmaka wirken als Sedativa kommunikationsbehindernd, nehmen aber Angst und fördern so wieder bedingt Kommunikationsfähigkeit. Eine pauschale Beurteilung ihrer Sinnhaftigkeit ist deshalb nicht möglich.

[174] Vgl. dazu H. E. Richter, Eltern, Kind, Neurose, Reinbek 1969; ders., Patient Familie, Reinbek 1970; V. Satir, Selbstwert und Kommunikation. Familientherapie für Berater und zur Selbsthilfe, = Leben lernen 18, München 1975; C. P. Malchow, Öffentliche und familiäre Erziehung, in: G. Sommer/H. Ernst, Gemeindepsychologie, = Fortschritte der klinischen Psychologie 11, München-Wien-Baltimore 1977, 149ff; D. K. Switzer (u. a.), Krisenberatung in der Seelsorge. Situationen und Methoden, = Gesellschaft und Theologie, Abt. Praxis der Kirche, Nr. 19, München/Mainz 1975, 168ff (W. R. Beavers, Krisenintervention in der Familie); Themaheft „Familientherapie", in: Medizin – Mensch – Gesellschaft 2 (1977), 187ff.

der Suizidalität müßten solche Bemühungen dann die „Erzeugung" und „Verteilung" von Lebens-Mitteln zum Gegenstand haben, einschließlich jener Fähigkeit, mit Widerständen leben zu können. Und da sind natürlich nicht nur die Ärzte, aber sicher auch nicht nur die Seelsorger zuständig. Dennoch: Diese segmentierte Professionalisierung in der Sorge um die Lebens-Mittel (Seelsorge) ist zwar oft ein Elend; auf der anderen Seite aber sollte jeder darauf achten, in der notwendigen Kooperation seinen spezifischen Anteil nicht zu vergessen, damit die Wörter und Sprachen nicht restlos verunklaren.

c) Hinweise für diejenigen, die zur „Öffentlichkeit" gehören

Die zur „Öffentlichkeit" gehören, haben Würden und Bürden, und sie haben, ob sie und vor allem wir es im Einzelfall wollen oder nicht, Einfluß. Sie prägen nämlich, wenn auch unterschiedlich stark, den Stil der öffentlichen Kommunikation. Wo aber werden die Lebens-Mittel in den Dienst- und Sonntagsreden der Politiker und Wirtschaftler, in den Massen- und sonstigen Kommunikationsmitteln gefördert? Da werden eher durch Rechthabereien Lieb- und Glaubenslosigkeit, materialistisches Kalkulieren, Rangdenken, Vergebungslosigkeit, Hoffen auf schwindende Widerstände und zunehmendes Konsumieren gefördert. Auf solche Anwürfe bekomme ich manchmal zu hören, für die Lebens-Mittel der von mir gemeinten Art zu sorgen, sei und bleibe Aufgabe der Kirchen, nicht aber der Politik oder Verwaltung. Und sowenig sie mit unseren Reden Wahlen gewinnen könnten, sowenig wollten sie mit ihren Reden Gläubige werben. Was aus dieser Weltenscheidung, die oft auf eine gutgemeinte Arbeitsteilung zielt, zu folgern ist, sieht allerdings nicht gut aus. Da wird doch davon ausgegangen, es gäbe auswechselbare Umwelten, gewissermaßen eine Mehrzahl von „ökologischen Nischen" für uns *innerhalb* der Welt und nicht die Welt als eine. Da wird weiter davon ausgegangen, die Mittel, die zum Leben dienen und im Leben halten, brauchten weder aufeinander abgestimmt zu sein, noch darauf, was uns Menschen lebenssatt machen kann. Aber läßt sich das beliebig harmonisieren: materialistisches und dynamisches, dem Wandel einerseits und der Unbeweglichkeit andererseits verhaftetes Denken; ein Denken, das auf die Abschaffung von Widerständen zielt, und eins, das ihre lebensfördernde Bedeutung erkennt; ein Denken, das den Sinn des Lebens allein individuell erfahrbar sein lassen will, und ein anderes, das die überindividuelle Dimension für zugleich nötig hält? Wird der, in dessen Kopf und Leben sich solche unversöhnlichen Widersprüche schneiden, weil er es im Alltag so und sonntags anders hört, der Bürger nämlich, nicht zwangsläufig in ein schizoides Denken geführt, weil die öffentliche

Kommunikation gemäß dem beschriebenen „double bind" jede Information mit einer mitlaufenden Gegeninformation versieht, also paralysiert? Oder anders gefragt: Sind die Menschen, mit deren Stimmen Wahlen gewonnen werden sollen, nicht ernster zu nehmen als bisher in eben ihrem Recht darauf, Lebens-Mittel zu bekommen, durch die sie leben und sterben können? Könnte sich mit der schon angesprochenen, gut gemeinten Arbeitsteilung – die einen sorgen fürs leiblich-wirtschaftliche Wohl, die anderen fürs seelische – nicht am Ende ein System etabliert haben, in dem so Hand in Hand gearbeitet wird, daß die eine Hand nicht weiß (noch wissen will), was die andere tut, weil die eine Brot gibt, das lebenshungrig läßt, und die andere ständig versucht, die Hungerschmerzen durch Streicheln und gute Worte zu beheben, und manchmal sogar durch Vertröstung?

Es ist gewiß von keinem Politiker, Gewerkschaftler oder Journalisten zu erwarten, daß er predigt, noch von einem Prediger, daß er Wahlen gewinnt, obwohl beides, wie bekannt, vorkommt. Zu erwarten ist aber von den Amtsträgern aller Art, daß sie sich Gedanken über die Kommunikationsstrukturen machen, in denen in einem Land Bürger mit Bürgern und Politiker mit Bürgern und umgekehrt reden. Es ist nicht nur zu ahnen, sondern es ist davon auszugehen, daß der öffentliche Kommunikationsstil – aufs Land gesehen – ein getreues Abbild im privaten hat.

Der wesentliche Hinweis, der sich – nicht nur, aber besonders – für diejenigen ergibt, die zur Öffentlichkeit gehören, ist der, die Gedanken über eine Änderung der öffentlichen Kommunikation dahin zu lenken, daß mehr Offenheit und Durchsichtigkeit in jene Strukturen kommt. Anders ausgedrückt: Es fehlt ein Nachdenken über die Bedeutung der Wörter in den Programmen und darüber, was sie im Denken und Fühlen auslösen. Denn die Wörter, mit denen wir kommunizieren, transportieren ja zum großen Teil die Werte und Normen, die bei uns gelten, die zu Leidbildern werdenden Leitbilder, Bildungsziele, Erziehungskonzepte, Partnerschafts- und Ehemodelle, kurz alles, was zum Wert- und Unwerterleben der einzelnen und Gruppen gehört und eben Grund genug für viele ist „auszusteigen". Mehr Eindeutigkeit in unseren Reden und Auskunft besonders über die hinter den Wörtern stehende Anthropologie sollten wir fordern und selber geben. Die Antwort auf die Frage, was einer für die wichtigsten Lebens-Mittel hält, schafft viel von der nötigen Klarheit.

Gruppen, die sich mit einem besonderen Auftrag an die Menschen im Land wenden, sollten sehr viel kontroverser als bisher um diese Frage und um mögliche Antworten ringen. Das friedlich-schiedliche Kooperieren mit dem Staat, das für Kirchen oft keiner Notwendigkeit gegenüber ihrem Auftrag mehr entspricht und nur noch dem Repräsentieren gilt, bindet Energien, die darauf verwendet werden könnten, in der Gesellschaft gegen bestimmte Trends Widerstände zu organisieren, die dringend nötig wären, um Kräfte zu entwickeln, die das Leben vorantreiben.

Damit komme ich zur letzten, mir wichtigen Konsequenz. Sie betrifft

d) Hinweise zum Subjekt-Objekt-Problem

Vor allem die zu unserem Thema wichtige Psychologie und Psychoanalyse verwenden die Begriffe Subjekt und Objekt oft; in der Physik und Philosophie spielen sie aber zumindest eine gleich große Rolle. Ich erwähne das Subjekt-Objekt-Problem, weil es in der privaten und öffentlichen Kommunikation, oft allerdings verdeckt, seine Bedeutung hat. Die moderne Physik hat sehen gelehrt, daß alle angeblichen „Objekte" wesentlich Teile eines Ganzen sind (Heisenberg), so daß es eigentlich nur Subjekte gibt, die auf spezifische Weise miteinander verbunden sind bzw. sich zueinander verhalten. In der Psychologie taucht der Begriff „Objekt" da auf, wo es um die Bezeichnung der Vorstellung (der Imago) geht, die wir voneinander in uns aufgenommen haben und mit der wir innerpsychisch umgehen. Philosophisch werden manchmal beide Linien verbunden, wie bei G. H. Mead, der davon spricht, daß wir immer zugleich „I" und „me" seien: Für uns selbst sind wir „I", und über das Bild, das wir im anderen von uns prägen und auf das hin wir angesprochen werden, sind wir „me". G. H. Mead bringt so zum Ausdruck, daß Identität und Sozialität für uns eine gleichrangige Bedeutung haben. K. Raiser hat nachgewiesen, daß dieser Ansatz mit einer biblisch theologischen Anthropologie wie derjenigen, der auch ich verpflichtet bin, übereinstimmt[175]. Brüderlichkeit kann es nur geben, wo Identität und Sozialität nicht als Möglichkeiten, sondern als Bedingung des Menschseins verstanden werden.

Auch im Rahmen einer Theorie antisuizidaler Lebensbeziehungen spielt die Subjekt-Objekt-Problematik eine wichtige Rolle. Zum einen, weil diese Theorie davon ausgeht, daß jeder einerseits Subjekt und andererseits „Teil des Ganzen" (der Partnerschaft, Gruppe, Menschheit) ist. Zum anderen, weil das *alte* Subjekt-Objekt-Schema (nicht das der Psychoanalyse!) dazu verleitet, ein Denken zu fördern, das wirklichen Lebensbeziehungen entgegengesetzt ist, weil es die Menschen jeweils aufteilt in Handelnde (Subjekte) und Behandelte (Objekte). Dabei ge-

---

[175] G. H. Mead, Philosophie der Sozialität. Einleitung von H. Kellner, = Theorie 1, Frankfurt/M. 1969, 229ff; K. Raiser, Identität und Sozialität. George Herbert Meads Theorie der Interaktion und ihre Bedeutung für die theologische Anthropologie, = Gesellschaft und Theologie, Abt.: Sozialwissenschaftliche Analysen, Nr. 4, München/Mainz 1971, 168ff. Vgl. z. B. auch E. Jüngel, Tod, aaO., 44: Es „verhält sich auch immer der andere zu meinem Tod und umgekehrt ist auch immer mein Leben ein Verhältnis zum Tod des Anderen".

steht der Handelnde wohl sich selbst, kaum aber den Behandelten Identität zu; umgekehrt erwartet er vom Behandelten, weniger aber von sich selbst, Sozialität. Daß vor allem Patienten in die Rolle derer geraten, die sich „geduldig" behandeln lassen, ist alltägliche Wirklichkeit, denn Heilung wird noch von viel zu wenigen Therapeuten als etwas *gemeinsam* mit dem Patienten zu Planendes und zu Erreichendes verstanden. Doch auch Alte und aus dem psychischen Gleichgewicht Geratene, alle, die keine sie tragenden Lebensbeziehungen mehr haben und darum im Grunde für niemanden mehr Subjekte sind, von denen etwas ausgeht, sie werden als Objekte behandelt, *für die* alles mögliche getan werden muß. Nur da, wo zu solchen Menschen Beziehungen hergestellt werden, die sie als Subjekte ernst nehmen und beanspruchen, kann eine antisuizidale Wirkung auf sie ausgeübt werden.

Doch auch im Verhältnis zu Abhängigen (Kindern, Schülern, Untergebenen) sollte geprüft werden, wo noch immer das Subjekt-Objekt-Denken den Schwächeren Identität verweigert.

4. Zum Umgang mit der Angst vor Suizidalen

Daß Suizidale bei den Mitmenschen Angst und Hilflosigkeit auslösen, ist bekannt. Auch diejenigen, die berufsmäßig mit Kranken und Behinderten umgehen, sind keinesfalls frei davon. Folgende Formen der Angst vor Suizidalen treten auf[176]:

a) „Angst vor Ohnmacht": Suizidale signalisieren bewußt oder unbewußt, oft aber auch in barscher Verkehrung, den Wunsch nach Hilfe und erzeugen dadurch „Angst vor Hilflosigkeit und Unfähigkeit ..., wie der Mensch sie in der frühesten Kindheit erlebt hat"; es kann auch sein, daß Allmachtsphantasien angetastet werden.
b) „Über-Ich-Angst": Suizid wird als Bedrohung der internalisierten Norm erlebt, wonach das Leben abgeleistet werden muß, als drohende Normverletzung also. Suizidankündigungen erzeugen die Angst, es könnte nicht gelingen, den Suizidalen zurückzuhalten, so daß Mitschuld an der Normverletzung droht.
c) „Angst vor Aggressionen": Suizidale lösen mit ihrer selbstzerstörerischen Handlung die Erinnerung an eigene, verdrängte Aggressionen aus, die auf Zerstörung zielten und nun ängstigen.
d) Angst vor dem Tod: Weil der Tod aus dem Bewußtsein der meisten ausquartiert ist, schreckt der Suizid wie der Unfalltod besonders. Der

[176] Ich beziehe mich mit der Bezeichnung der ersten vier Typen von Angst und soweit dabei zitiert wird auf H. Pohlmeier, Die Angst vor Sucht- und Suizidpatienten, in: E. Ringel u.a., Sucht und Suizid, aaO., 54ff, hier: 56f.

Suizidale verletzt das Tabu: den verdrängten Tod holt er hervor und überführt seine Umgebung ihrer eigenen Todesangst.

e) Angst vor dem Sinn-Verlust: Wer Suizidale von ihrer Suizidabsicht abzubringen versucht, gerät oft in die Versuchung, ihnen den Sinn des Lebens, wie er ihn selbst erkannt hat, als Rettungsanker anzubieten. Gehen sie aber auf dieses Sinnangebot nicht ein und suizidieren sich, so kommt das der Erklärung gleich, dieses Sinnangebot tauge nicht, um im Leben zu halten. Diese Erklärung kann zu einer nachhaltigen Verunsicherung des eigenen Lebenssinns führen.

f) Angst vor religiöser Strafe: Wenn Suizide als Gotteslästerung gelten, dann vermittelt der Suizidale die Angst, Gottes Zorn auf sich zu lenken, wenn er die Suizidhandlung nicht verhindert.

g) Angst vor öffentlicher Schande: Da es in der öffentlichen Meinung nach wie vor eine starke Tendenz gibt, Tod durch Suizid als Schande zu werten, haben Familienmitglieder häufig Angst vor der Aufdekkung des Suizids und öffentlicher Diskreditierung ihrer selbst.

h) Angst vor Mitschuld: Angehörige von Suizidalen leben häufig in der Angst davor, mitschuldig zu werden am Tod ihres Familienmitgliedes, zumal wenn sie verbale oder nonverbale Vorwürfe erhalten, sie trieben den Suizidalen mit ihrem Verhalten in den Tod. Dahinter steht die Ahnung von der Beteiligung aller Gruppenmitglieder an der Psychodynamik der Suizidalität.

i) Angst vor den Konsequenzen aus unserer Sozialität: Die Ahnung von der Beteiligung an der Psychodynamik der Suizidalität verbindet sich mit der Angst, die Hilfsmaßnahmen für einen suizidal gewordenen Menschen könnten es nötig machen, daß wir uns und unser Kommunizieren mit ihm ändern müssen.

j) Angst vor der eigenen Suizidalität: Gelegentlich lösen Suizidale bei ihren Gesprächspartnern die Angst aus, daß sie auch auf diesen „Aufbruch“ sinnen, zumal wenn die Gesprächspartner selbst gerade Krisen zu bewältigen haben. Angesichts der Tatsache, daß Suizidalität eines jeden Möglichkeit ist, wird diese Angst wohl sehr verbreitet sein.

Ob die Ängste vor dem Suizidalen nun so oder anders systematisiert werden: sie spielen eine gewichtige Rolle und rufen allerlei Abwehrmechanismen hervor, die sich zum Teil in höchst respektabler Gestalt kleiden. So ist für viele Suizidverhütung zuerst einmal der Versuch, mit der eigenen Angst vor Suizidalen oder auch mit der Angst vor der eigenen Suizidalität umzugehen. Weil der Tod eines jeden von uns unser aller Problem ist, ist dieses Motiv für die Mitwirkung an der Suizidverhütung aller Ehre wert.

Wie aber gehen wir sonst mit diesen Ängsten um? Das beste, was wir tun können, ist, sie uns und anderen im Grundsatz einzugestehen, zumal wir davon ausgehen können, daß jeder zumindest eine dieser skizzierten

Ängste selbst schon erlebt hat. Nur in der Begegnung mit dem akut Suizidalen sollten wir nicht von unseren Ängsten sprechen, da seine Ängste dann im Vordergrund stehen und aufgenommen werden wollen, statt durch unsere eigenen relativiert zu werden. Das zweite, was wir tun sollten, ist, dafür zu sorgen, daß immer mehr Menschen Aufklärung über die „Botschaft“ der Suizidalität und über die Ursachen ihrer Ängste erhalten. Schließlich sollten wir uns bemühen, daß wir nicht wie gebannt, passiv also, auf die Suizidalität als Bedrohung starren, sondern hinter ihr den spezifischen Mangel an Mitteln erkennen, die im Leben halten, und an der „Erzeugung“ und „Verteilung“ der Lebens-Mittel mitwirken. Wir haben es zu begreifen: Die Verteilung auch der Lebensmittel im üblichen Sinn auf der Erde ist sehr ungerecht; täglich sterben ca. 100 000 Menschen den Hungertod, und keiner von uns kann das anders verändern als dadurch, daß er selbst – handelnd und fördernd – dazu beiträgt, daß durch Einzel- und Globalmaßnahmen das Herstellungs- und Verteilungssystem und seine theoretischen Grundlagen geändert werden. Die Todesopfer dieser Misere sind wie die ca. 14 000 Suizidtoten jährlich in der Bundesrepublik Deutschland Anlaß genug, solchen Änderungen nachzudenken. Auf der anderen Seite darf der einzelne Suizidale das Gefühl nicht verlieren, daß es trotz des Ausmaßes der Gesamtproblematik um seine spezifische Not geht. Soll ihm geholfen werden, muß er einen Hoffnungshorizont erkennen, der ihm *erreichbar* ist und für den wir als Helfer zuversichtlich einstehen.

Im übrigen verlangen die genannten Ängste alle, daß auf sie besonders eingegangen wird. Eine Reihe von ihnen verlangt, sofern sie ein stärkeres Ausmaß annehmen, psychotherapeutische Maßnahmen (die Typen a, c, eventuell h und j). Die Typen b, d und g, teils auch f, nennen gesamtkulturelle Probleme, die nur über eine geänderte Wert- und Normbindung gelöst werden können. Die Typen e und i, aber auch h, betreffen im besonderen Maß die Lebensbeziehungen, in denen wir leben. Wenn hier Ängste entstehen, so heißt das zu allererst, daß wir selbst in diesen Beziehungen nicht geborgen (genug) sind und etwas dafür tun sollten, daß sie lebendiger werden.

V. Der spezielle Beitrag der Kirchen zur Suizidverhütung

1. Was schlimm genug war, kann nur besser werden! Gedanken zum theologisch-ethischen Aspekt und zur Beerdigungspraxis

Wer heute nach theologisch-ethischen Aspekten der Suizidproblematik fragt, muß notgedrungen mit der Frage nach einer theologischen Ethik beginnen, die in der *Vergangenheit* verbindlich gewesen ist. Das ist deshalb notwendig, weil die heute noch weitverbreiteten Einstellungen gegenüber dem Suizid und Suizidanten ganz wesentlich von der kirchlichen Praxis geprägt sind. Diese kirchliche Praxis, die den Amtsträgern durch die Agenden vorgeschrieben wird, hat eben seit eh und je den Suizidtoten – wenn überhaupt – nach einem anderen Ritual bestattet als den durch eine sogenannte natürliche Todesursache oder einen Unfall, ja sogar ein Verbrechen, Gestorbenen. War es noch im vergangenen Jahrhundert Regel, daß Suizidanten außerhalb des kirchlichen (bzw. geweihten) Friedhofes bzw. an der Mauer begraben werden mußten, so hat sich die unterschiedliche Behandlung von Suizidant und Nichtsuizidant mittlerweile zwar gemildert, doch eine prinzipielle Distanz[177] ist geblieben. Im Formular der Agende II der Evangelischen Kirche der Union lautet das Ritual am Grabe in der hier entscheidenden Passage: „Nachdem es dem allmächtigen Gott gefallen hat, unseren Bruder (unsere Schwester) N. N. aus diesem Leben abzuberufen, befehlen wir ihn (sie) der Gnade Gottes und legen seinen (ihren) Leib in Gottes Acker ..." Im Falle des Suizidanten hat nach diesem Ritual der Name Gottes hier nicht genannt zu werden: „Nachdem unser Bruder ... aus diesem zeitlichen Leben geschieden ist ..." Mit *seinem* Tod, so muß die Gemeinde schließen, hat Gott nichts zu tun. Hat es Gott – nach derselben Agende – z.B. selbst „gefallen", ein Kind durch einen Unfall aus diesem Leben abzurufen –, den Angehörigen des Suizidanten bleibt dieser Trost (wenn er als solcher gehört werden kann) versagt. Sein Scheiden aus diesem Leben war *seine* Sache. Für ihn bleibt nur die Bitte um Gottes Gnade.

Doch die längst überfällige, massive Kritik an diesem unhaltbaren Ritual interessiert uns nicht allein. Diese kirchliche Praxis ist vielmehr des-

[177] Augustin hat (De civit. Dei I, 16ff) den Suizid prinzipiell verworfen und damit die gesamtkirchliche Tradition bestimmt. Thomas v. Aquin schrieb die Verwerfung als Kirchenlehre fest (STh 2/II Qu. 64 Art. 5). Synoden vorher und nachher taten dasselbe: Orléans 533, Bracara 563, Toledo 693, Nîmes 1096, Reims 1131.

halb zu erwähnen, weil auf dem Weg über sie eine unbarmherzige Ethik weiterwirkt und Attitüden prägt, die das Attribut theologisch – jedenfalls nach Maßstäben christlicher Theologie – nicht verdient hat. Das Fundament, auf dem diese kirchliche Praxis steht, ist, wie wir schon festgestellt haben, ein vereinseitigter Schöpfungsglaube: Gott hat die Menschen geschaffen; folglich hat er allein das Recht, ein Menschenleben zu beenden, „abzuberufen".

Voraussetzung für die aus den Agenden *beider* Kirchen sprechende theologische Beurteilung und kirchliche Behandlung von Suizid und Suizidanten ist weiterhin die Annahme, der Suizidant handele bewußt und überlegt. Und zieht man den ethischen Schluß aus dieser Beurteilung, so will die Ethik als Handlungsanweisung dem Individium unter Androhung von Strafe Suizid (wie Mord) verbieten[178]. Wie eindeutig diese Annahme, Suizidhandlungen würden als Übertretung des göttlichen Verbotes bewußt und freiwillig vollzogen, bisher hinter der kirchlichen Praxis stand[179], zeigt z.B. die (noch) im Codex juris canonici (c. 1240)[180] verankerte Regel, daß Suizidtote kirchlich beerdigt werden dürfen, wenn ärztlicherseits bescheinigt wird, daß zum Zeitpunkt des Suizids geistige Unzurechnungsfähigkeit vorgelegen habe – was immer das auch sei. Durch solche und andere Regelungen wird nun aber manipulierbar, wann Gott einen Menschen „abberufen hat" und wann nicht. Im Blick auf den dann von Amtsträgern der Kirche im Munde zu führenden Namen Gottes sind solche Möglichkeiten kaum als erträglich anzusehen.

Nun ist der These, Suizidhandlungen seien Akte eines freien Willens, der Boden entzogen worden. Ihnen geht vielmehr in aller Regel ein Zustand *unerträglichen* Leidens voran. Dabei meint das Attribut „unerträglich" nicht einen objektiven, sondern einen subjektiven Grad von Leiden. Und genau an diesem Punkt setzen die theologisch-ethischen Überlegungen, um die es mir geht, ein.

Ethik befaßt sich mit Möglichkeiten menschlichen Handelns, von denen sie, je nach den Vorzeichen, unter denen sie gedacht wird, die einen positiv, die anderen negativ beurteilt und wieder andere als Adiaphora, als wertneutral behandelt oder gar nicht erwähnt. Diese negativ beurteil-

[178] Die Bibel kennt in keinem der fünf berichteten Fälle eine solche Tendenz, vgl. Saul (1. Samuel 31,4f), Ahitophel (2. Samuel 17,23), Judas (Matthäus 27,5; Apostelgeschichte 1,16f.25); weniger bedeutsam: Simri (1. Könige 16,18) und Simson (Richter 16,30); vgl. dazu K. Barth, KD III, 4, 465ff bzw. 468.

[179] Kirchliche und theologische Stellungnahmen finden sich bei H. Rost, Bibliographie des Selbstmords, Augsburg 1927, in Hülle und Fülle. Differenzierte theologische Meinungen sind selten; bei Rost vor allem unter den laufenden Nummern 243–257 und 304–371.

[180] Nach CIC c. 985 n. 5 behindert schon ein Suizidversuch Empfang und Ausübung von Weihen und zieht kirchliche Strafen nach sich (c. 2350 § 2); alle Angaben nach LThK, Bd. IX, Freiburg 1964, Sp. 627f (K. Hörmann).

ten Möglichkeiten nenne ich einmal die „unmöglichen Möglichkeiten", denn sie sind für den unmöglich geworden, der die Voraussetzungen der Ethik teilt. Auch dann, wenn christliche Ethik heute nicht mehr im lapidar-forensischen Stil der Zehn Gebote Kataloge von Geboten (Du sollst!) und Verboten (Du sollst nicht!) oder sogenannte „Tugend"- oder „Lasterkataloge" formuliert – nirgends lauert wie in der Ethik die Gefahr, daß individuelle Lebensgeschichte hinter überindividuelle, sogenannte objektive Normen zurückgetreten wird und um eines vermeintlich höheren Stellenwertes göttlicher Gebote willen unbeachtet bleibt.

Deswegen möchte ich eine erste unmögliche Möglichkeit theologischer Ethik formulieren; sie gilt der Ethik selbst: Christlich-theologischer Ethik ist es unmöglich, Leiden von Menschen an einer anderen als an erster Stelle zu bedenken. Denn nach dem Zeugnis des Neuen Testaments hat Gott den Willen, durch Jesus unser Leiden zu teilen, es mit uns zu tragen und dadurch erträglich zu machen, daß er uns von allem vergeblichen Streben nach Übermenschlichkeit befreit, indem er gerade die Hingabe in die Menschlichkeit als „Weg, Wahrheit und Leben" auftut. Wenn das Neue Testament in seiner Sprache als Botschaft verkündet, unsere Sünden seien damals durch Jesu, des Gerechten, Sterben getilgt, so ist damit auch gesagt, daß die 100 %ige Normenerfüllung, als Idee *und* als ethisches Gesetz, mit Jesus mitgekreuzigt worden ist. Das will sagen: Beide, diese Idee und diese Ethik, führen und gehören nirgends anders hin als ans Kreuz.

Begreifen wir aber das Kreuz als Strafort für die Idee und Ethik der totalen Normenerfüllung (bzw. Anpassung), so wird deutlich, was eine gesetzliche theologische Ethik, die das Kreuz nicht ernst nimmt, schafft. Sie schafft durch die Internalisierung von Gesetzen, die ja erfüllt werden wollen, einen religiösen Leistungsdruck, dem keine individuelle Lebensgeschichte Genüge tun kann. Und da dieser Leistungsdruck den Menschen nicht als von irgend jemandem, sondern als von Gott selbst verordnet, internalisiert wird, wiegt er um so schwerer, zumal er die Aussicht auf das erhoffte Weiterleben nach dem Tode zu einer Aussicht auf die „Hölle" verkehren kann. Die Versicherung, die manche Gesetzespredigt dann auch noch als „Evangelium" bereit hält, daß wir von Gott trotzdem geliebt seien, obwohl wir die Normen nicht hundertprozentig erfüllen, verflüchtigt sich für denjenigen, der die Forderung einmal angenommen hat, als „mitlaufende Gegeninformation" zur Trostlosigkeit. Was bleibt, ist das von der Nichterfüllung gekränkte Selbst, das durch die falsche Ethik, die beim Gesetz und nicht beim Evangelium ansetzte, dazu verleitet wurde, sich selbst zu verleugnen, und das deshalb auch den „Heilandsruf" Jesu, zu ihm zu kommen als Mühseliger und Beladener (Matthäus 11,28), gar nicht annehmen kann.

Solche Verleugnung hat noch andere schwerwiegende Folgen. Ich nenne beispielhaft nur zwei von ihnen: Da ist der Pharisäismus, der als Selbstüberhebung über offenbare Normenabweichler, solange die eigene Abweichung (noch) unentdeckt geblieben ist, das Zusammenleben von Menschen vergiftet. Und eine andere Folge ist das durch die permanente Kränkung des Selbst hervorgerufene Bewußtsein der Minderwertigkeit, das sich seinerseits wieder in gesteigerter Aggressivität Schwächeren oder Abhängigen gegenüber Luft verschafft oder aber in Autoaggression umschlägt, wenn die gestauten Aggressionen durch psychische und situative Einengung daran gehindert werden, Abfuhrmöglichkeiten zu finden. Daß im Blick auf diesen Aggressionsstau andere ethische Grenzziehungen bzw. Tabuisierungen noch verstärkend wirken können, auch wenn das völlig außerhalb ihrer Intention liegt, sei hinzugefügt. Zusammengenommen: eine beim Gesetz einsetzende Ethik wird allen bekannten Elementen des sogenannten „präsuizidalen Syndroms" (Ringel), aber auch der aus einer Ich-Schädigung hergeleiteten suizidalen Psychodynamik, wie Henseler und Ammon sie beschrieben haben, förderlich sein und also gerade das, was sie verhindern will, selbst bewirken. Erweist sich Gott aber nicht als der *Er*löser aus dieser Krise, sondern eher als ihr *Aus*löser, so ist die Flucht in Todesphantasmagorien und Träume von einem harmonischen (intrauterinen) Primärzustand auf dem Weg über den Suizid als Selbsterlösung durchaus naheliegend, verständlich.

Es ist also zuzugeben, auch gegenüber Tilmann Moser[181], daß eine gesetzliche Ethik und eine sich daran anlehnende kirchliche Praxis mitverantwortlich sein können für jenes unerträgliche Leiden. Ganz dazu im Widerspruch vermittelt eine kirchliche Beerdigungsagende für „Selbstmörder" wie die eingangs zitierte allen Beerdigungsteilnehmern, die zu hören gewöhnt sind, daß es Gott „gefallen" habe „abzuberufen", den Eindruck, Gott habe mit dem Tod, natürlich auch mit dem Leiden und dann womöglich mit diesem Menschen selbst, nichts (mehr) zu tun. Wird solcher Eindruck aber vermittelt, wird auch das Evangelium von Gottes Mitleiden mit uns unglaubwürdig gemacht.

Auch wer sich der folgenden Ansicht nicht anschließen will, hat zu hören, daß Karl Barth bereit war, einen Suizid im Extremfall als Hingabe des Leibes gemäß Römer 12,1 bzw. Kolosser 3,5 zu verstehen. Barth hielt es für möglich, „daß der gnädige Gott selbst einem Menschen in der Anfechtung damit beisteht, daß er ihn diesen Ausweg wählen läßt". Barth sah hier „gefährliche Fragen", aber: „Wer will es nun eigentlich für ganz und gar unmöglich erklären ...?" Barth rät freilich zur Vorsicht anzuerkennen, daß ein solcher „Grenzfall" vorliegt: „Er kann gegeben sein, aber er wird immer ein seltener, ein außerordentlicher Fall sein."[182]

---

[181] T. Moser, Gottesvergiftung, Frankfurt/M. 1976.
[182] K. Barth, KD III, 4, 468.

Besteht aber auch nur eine Möglichkeit dafür, daß es so ist, wie Barth urteilte, läßt sich die *offizielle* evangelische Beerdigungspraxis genausowenig halten wie CIC c. 1240, denn Barth argumentiert ja weder mit einem *widergöttlichen* Willen zum Suizid noch mit einer durch „Unzurechnungsfähigkeit" zustande kommenden Willenslosigkeit.

Doch alles Argumentieren mit dem Willen führt zu nichts, auch wenn wir ganz im Theologischen bleiben:

a) Luther erkannte im Prinzip schon, daß die Suizidalen keine Willensfreiheit haben: Sie „sind ihr selbst nicht mächtig"[183], denn Satan töte sie.

b) Andererseits ist der Begriff der Willensfreiheit spätestens seit Luthers Schrift „De servo arbitrio" („Daß der freie Wille nichts sei", 1525) theologisch kaum noch so naiv zu verwenden, wie ihn eine gesetzliche Ethik im Blick auf die Suizidalität stets verwendet hat. Denn auch der „freie Wille" ist nicht frei, schon gar nicht in der Art, daß er das für den Menschen Gute will; er lehnt sich vielmehr gegen Gott auf, will gerade auch frei sein von Gott, die eigene Souveränität erlangen, so daß also „durch die Kraft des freien Willens geradezu keiner errettet würde, sondern wir alle miteinander verloren gingen"[184].

c) Karl Barth hat Luthers Ansatz von der Wirkung des „freien Willens" auf die Suizid-Problematik übertragen:

> „Und darum wird der Weg, der einen Menschen in die Anfechtung hineinführt, immer der Weg des Gesetzes, die eitle, die gottlose Vorstellung sein: er *müsse* leben. Und nun *will* er – er, er! – leben, nun sieht er sich – und damit ist er, ob er es weiß oder nicht, schon mitten in der Anfechtung – als jenen Einsamen, als Souverän, nun hat er schon niemand und nichts mehr über sich, nun ist er, von jenem vermeintlichen Lebenmüssen getrieben, schon in eisiger Verlassenheit mit seinem souveränen Leben*wollen*. Und wenn er dann bei irgendeinem Anlaß in irgendeiner Weise entdeckt, daß er im Grunde auch nichts um sich, hinter sich und vor sich hat, daß es also eine furchtbare Sache sei, leben zu müssen, und eine hoffnungslose Sache, leben zu wollen – und wenn er dann noch die Möglichkeit ... entdeckt, ... daß er sich gerade von diesem Lebenmüssen befreien ... kann, um dann endlich nichts mehr wollen zu müssen, dann steht er vor dem Weg des Selbstmordes als dem vermeintlichen Ausweg aus der Anfechtung.
>
> Was ist hier falsch? Laut des Evangeliums die Voraussetzung des Ganzen: Du *mußt* ja gar nicht, du *darfst* ja leben. Leben ist ja von Gott geschenkte Freiheit ... Das alles – die Souveränität, die Einsamkeit, die Leere, die Verzweiflung, der Selbstmord – wäre ja nur für dich, wenn du leben *müßtest*, ..., wenn du von irgendwoher unter dem Druck stündest, dein Leben in deine eigene Hand zu nehmen, dein eigener Meister zu sein ... Was folgt daraus? ... Daß du es also einfach annehmen darfst: Er ist Souverän und nicht du. Er hat und trägt die Verantwortung für dein Leben und nicht du selbst. Er macht daraus, was er will, nicht was du wollen zu müssen dir einbildest."
>
> Daß Gott so mit uns redet, „daß sein Wort Evangelium, Freiheits- und Freudenbotschaft ist, das unterscheidet es von allen Menschenworten und von allen Worten anderer, falscher Götter. Wo es laut und gehört wird, da gibt es keinen Selbstmord, da ist er nicht nur verwerflich, sondern schon verworfen"[185].

---

[183] In: Tischreden, hrsg. v. Förstemann, 4.265. Er schränkte ein auf „viel von denen".
[184] WA 18, 242ff.
[185] K. Barth, aaO., 464ff.

Auch wenn man, wie ich, die so einseitige Rede von der Verantwortung Gottes für unser Leben nicht stehenlassen will, macht Barth doch deutlich, wie problematisch die geläufige Meinung ist, der „freie Wille" sei als der Lebenswille auch der sicherste Schutzwall für den Menschen, so daß jede Stärkung des Lebens*willens* Dienst an der Suizidverhütung sein müßte. Der Lebenswille kann auch da, wo Menschen in Lebenskrisen der *Gedanke* an ihre eigene Souveränität in weiter Ferne liegt, in der Gestalt des Leben-Wollens und Lebenwollen-Müssens zur gesetzlichen, schrecklichen Last werden, der Menschen nicht mehr gewachsen sind, so daß sie irgendwann klagen: „Ich schaffe es nicht mehr." Paul Tillich[186] hat in einer Predigt die Ansicht vertreten, Jesus habe diesen Bedrükkungszustand, den gerade auch die religiösen Gesetze als Lebenwollen-Müssen verordnen, mit seinem „Heilandsruf" (Matthäus 11,28–30) gemeint.

d) Wer andererseits den freien Willen als Wille zur Moral verstehen möchte, muß sich Bonhoeffers Einwand sagen lassen: „Es wird ... ganz deutlich, daß eine rein moralische Beurteilung des Selbstmordes nicht möglich ist, daß der Selbstmord vielmehr vor einer atheistischen Ethik wohl bestehen kann. Das Recht des Selbstmordes zerbricht allein an dem lebendigen Gott" – es ließe sich hinzufügen: und an Menschen, die den lebendigen Gott dem Angefochtenen brüderlich bezeugen. So wird auch das andere konkret: „Nicht das Recht auf Leben, sondern die Gnade, noch weiter leben zu dürfen unter Gottes Vergebung, vermag gegen diese Versuchung zum Selbstmord zu bestehen."[187]

Es bleibt festzuhalten: „Der freie Wille" und „die freie Entscheidung" sind eine Fiktion. Ob man wie Luther zwischen dem Leben im Reich Satans und dem Reich Gottes bzw. Christi unterscheidet und den Willen durch die mit Satan bzw. Gott bezeichneten Mächte bestimmt sieht[188] oder von den soziokulturell so oder so beeinflußten Wert- und Normenbindungen spricht – in jedem Fall ist das Urteil, eine Persönlichkeitsentwicklung verlaufe psychopathologisch, mit dem jeweiligen „Geist", mit dem daran gebunden Wert- und Normensystem verbunden, wenn auch nicht nur mit ihm. Sind „der freie Wille", sind „die freie

[186] P. Tillich, Die Last der Religion, in: In der Tiefe ist Wahrheit. Religiöse Reden, Stuttgart 1952, 104–115 (zu Matthäus 11,25–30). Interessanterweise spricht der „Heilandsruf" in seinem Verheißungsteil von der „Pause", die Jesus geben will (gr. anápausis).

[187] D. Bonhoeffer, Ethik, München [7]1966, 176ff, hier: 183f.

[188] Ganz verwandt sind im Alten Testament die Parallelen 2. Samuel 24,1 und 1. Chronik 21,1 zu beurteilen, wonach David einmal von Jahwe und das andere Mal von Satan dazu getrieben wird, Israel zählen zu lassen, um seine militärische Macht abschätzen zu können, nachdem er der Macht Jahwes allein nicht mehr vertrauen wollte. Das gegenüber 2. Samuel spätere 1. Chronik-Buch zieht nämlich nur aus der negativ beurteilten Tat und ihren Folgen (der von Jahwe verhängten Plage) den Rückschluß auf Satan als den Urheber der Zählung und korrigiert so 2. Samuel.

Entscheidung" Fiktion und Illusion, so könnte das Hochhalten solcher Fiktion und Illusion aber Indiz dafür sein, daß die Ursachen der virulent werdenden Suizidalität in einer hybriden Anthropologie liegen. Suizidprophylaxe als versuchte Stärkung des Lebenswillens wäre dann sogar streckenweise gleichbedeutend mit der gesetzlichen Forderung, leben zu müssen, und würde dadurch unfreiwillig zur Suizidhilfe.

Die kirchlichen Sanktionen gegen Suizidanten sind nicht zu rechtfertigen. Gewiß: der Glaube an das Evangelium des mein Leben begrenzenden und vollendenden Gottes hat Suizid verworfen (Barth) als Möglichkeit für mich. Wo dieser Glaube aber nicht ist oder verstellt wird, da ist die Hölle Gegenwart. Doch sollte der, der die „Schlüssel der Hölle und des Todes" hat, nicht auch da einbrechen können? Sind die Kirchen – gerade sie – berechtigt, von einer Todesart her, die sie ethisch verwerfen, einen Suizidanten anders zu bestatten als die übrigen sündigen Menschen? „Die Meinung, daß gerade er (scil.: der Selbstmord) unvergebbar sei, beruht auf der falschen Ansicht, als ob nun gerade das zeitlich letzte, gewissermaßen an der Schwelle der Ewigkeit stattfindende Wollen und Handeln des Menschen – weil es das letzte ist für sein Geschick, für das Urteil Gottes über ihn, definitiv entscheidend sei."[189]

Kirchenzucht ist bei der Bestattung am allerwenigsten angebracht: sie trifft nicht den zu Züchtigenden, sondern die Angehörigen, die ohnehin geschlagen sind durch einen Suizid. Ethisch ist solche Kirchenzucht auf gleich niedriger Stufe anzusetzen wie die Bestimmungen der „Carolinischen Halsgerichtsordnung" hinsichtlich der Erbunfähigkeit der Erben des Suizidanten[190].

2. Gemeinde in der Geistesgegenwart als Ort, wo man leben und sterben kann

Wie wichtig es ist, daß Menschen überhaupt glauben und hoffen können, habe ich schon behandelt. Nicht aber war bisher davon die Rede, wie sich die spezifische Ansage und Zusage auswirkt, auf die sich der *Christ* mit Glaube und Hoffnung einläßt. *Zugesagt* ist uns, daß alles uns von Gott und Menschen trennende Tun und Denken vergeben werden kann, wenn wir der Botschaft vom Kreuz und von der Auferstehung Jesu Christi glauben. Alles Denken und Handeln gegen die Liebe, gegen die Barmherzigkeit und gegen ein Zusammenleben als Gemeinschaft von Freunden führt zur Verschuldung; denn wir bleiben schuldig, wogegen wir handeln; damit wird das Leben, wird das offene Kommunizieren,

---

189 K. Barth, aaO., 462.

190 Nach RGG² s. v. „Selbstmord". Erst Friedrich d. Große änderte am 7. 3. 1747 diese Gesetze für seinen Bereich.

werden Identität und Sozialität der Menschen behindert und der Tod im Leben gefördert. Solches Todeshandeln hat den Tod, das Kreuz, bei sich. Stellvertretend starb Jesus den Tod derjenigen, die Liebe, Barmherzigkeit und Gemeinschaft von Freunden verweigern. Die ihn kreuzigten, kreuzigten ihren eigenen Haß und die Absage an Beziehungen der Liebe zwischen Menschen. „Die Strafe liegt auf ihm, auf daß wir Frieden hätten; und durch seine Wunden sind wir geheilt" (Jesaja 53,5) – mit diesem Prophetenwort ist Jesu Tod verstanden worden (vgl. Lukas 24,13ff). Sein Tod hat die Gläubigen „geheilt" von der Vorstellung, daß alles *gegen* Jesus Gesagte und Getane zu etwas führt. Im Gegenteil: es führt zu nichts, denn *er ist* „Weg, Wahrheit und Leben" – und er bleibt es in alle Zukunft. Das ist die *Ansage*, die zur Zusage tritt, daß wir ohne menschliche Anstrengungen in eine unauflösliche Lebensbeziehung zu Gott und Menschen kommen können: Wie Gott Jesus auferweckt hat, um mit ihm in Beziehung zu bleiben, so tut er es auch mit uns. Gott nimmt alles Leben ernst, weil nichts davon verloren gehen soll.

Diese Zusage und Ansage gibt uns der Geist Gottes. Aber er steht auch dafür ein, denn Geist ist die Kraft, die alles Lebende bewegt, Geist ist in allem Bewegten am Werk, und Geist ist es, der die Gedanken und Gefühle bewegt, die uns bewegen. Wenn nun aber Gott der Bewegende, der Geist, ist, dann hat Paulus durchaus den zutreffenden Schluß gezogen, als er schrieb: Wo sich unsere Gesichtszüge aufhellen, da offenbart der Herr sein wahres Gesicht (2. Korinther 13,17f). Wir können also in die Gottes-Ebenbildlichkeit kommen. Doch wir brauchen dazu weder Flügel noch Thron, weder Macht noch Besitz noch ein feierliches Gesicht, sondern allein ein menschliches, ein offenes, den anderen zugewandtes Gesicht – wie es ist, wenn wir zuhören und Zuhörer finden: da geschieht Gottes Ebenbildlichkeit in der Geistesgegenwart; – wie es ist, wenn Traurige getröstet, Niedergeschlagene aufgerichtet und Verschämte befreit werden, so daß sie alle den Blick wieder aufheben können von der Erde: da geschieht Gottes Ebenbildlichkeit in der Geistesgegenwart; – wie es ist, wenn wir die Hetze lassen, Zeit haben, geben und nehmen, und aus unserer Zeit und anderer Zeit Geschichte werden lassen; – wie es ist, wenn wir dem, der den Lebenssinn verloren hat, uns als Sinn anbieten: da geschieht Gottes Ebenbildlichkeit in der Geistesgegenwart. Und da ist Freiheit Gegenwart: wo wir aufhellen und keine Angst mehr haben, uns zu öffnen, können wir frei sein dafür, uns anderen und uns selbst zuzuwenden mit einem aufgedeckten Angesicht, mit dem Aussehen Jesu Christi.

Doch keiner hellt seine Züge von selbst auf. Dazu bedarf es immer anderer. Die paradoxe Intention von Geist schafft Selbstverwirklichung so, daß sie dazu antreibt, sich hinzugeben an das Du. Gott hat mit Jesus und seinen Jüngern einen Anfang gemacht: „Wie mich der Vater geliebt hat, habe auch ich euch geliebt." Weil es ums Leben geht, mußte es weiter gehen: „Bleibet in meiner Liebe“ (Johannes 15,9). Liebe, das ist Geistesgegenwart, ist die Beziehung zum Leben. Die Jünger und die Frauen haben diese Lebensbeziehung, die von Jesus ausging, erkannt, und sie hat sie ergriffen. In dieser Beziehung ließ es sich auch in einer extrem christenfeindlichen Umwelt leben und sterben: „Leben wir, so leben wir dem Herrn, sterben wir, so sterben wir dem Herrn. Also: wir leben oder sterben, wir sind des Herrn.“ (Römer 14,8) Und wo dieser Glaube lebendig, wo Geist gegenwärtig ist, da ist Gemeinde auch heute der einzige Ort, wo man leben und sterben kann. Da ist der Tod kein Randthema, sondern ein Thema des Lebens, und da wird Tod im Leben durch das Schaffen der Lebensbeziehungen überwunden, „auf daß, gleich wie Christus ist auferweckt von den Toten ..., also sollen auch wir in einem neuen Leben wandeln“ (Römer 6,4). Da braucht keiner „auszusteigen“, da ist jede Jenseitssehnsucht so fehl am Platz wie die zumeist mit ihr verbundene Weltverachtung; da braucht keiner den Suizid als Protest und als Abbild in eine gescheiterte Kommunikation zu tragen, weil sie nicht scheitern kann.

Doch ist das nicht ein wirklichkeitsfremdes Bild von Gemeinde? Wo gibt es „Kirche in der Kraft des Geistes“[191]? Da ist in der Tat eine bleibende Differenz zwischen Gemeinde oder Kirche als theologisch „reiner“ Konzeption bzw. als der geglaubten Größe einerseits und der Kirchengemeinde am Ort als geschichtlich gebrochener Repräsentanz des Reiches Gottes andererseits. Und doch: Was da lebt, was bewegt wird und andere bewegt, ist ein Zeichen der Gegenwart des einen Geistes inmitten der Widersprüche gegen diesen Geist. Und solange Menschen in den Gemeinden leben, die sich auf die lebensschaffende Energie des Geistes einlassen, wird es da auch Lebensbeziehungen geben, in die hinein beziehungslos Gewordene integriert werden können. Ich kann es auch so sagen: wo solche Integrierung Beziehungsloser möglich ist, da lebt Kirche in und aus der Kraft des Geistes. Und solche Kirchengemeinden brauchen wir: Gemeinden, deren Mitglieder sich als Hüter des Lebens gegenseitig geben, was zum Leben- und Sterben-Können nötig ist, so daß die Menschen nicht *lebensmüde*, sondern lebens*satt* werden, so daß ihnen das Leben auf der Erde nicht zum Muß wird, sondern zu etwas, was sie lieben, wenn auch mit Schmerzen, und eines Tages lassen können, weil sie wissen, daß sie nicht verloren gehen; so daß sie aber auch in ihrer Mitte Menschen sterben lassen können und nicht mit lebensfeindlicher Gewalt am Leben halten müssen aus der Angst heraus, im Tod gehe *das* Leben verloren einschließlich ihres eigenen, wenn er sie selbst trifft.

[191] J. Moltmann, Kirche in der Kraft des Geistes, München 1975, hat viel davon gesagt, wie Gemeinden aussehen, die sich auf die Geistesgegenwart verlassen. Auf sein Buch sei ausdrücklich hingewiesen, denn es erlaubt mir, mich in diesem Abschnitt auf wenige Linien zu beschränken.

So betrachtet sind die antisuizidalen Lebensbeziehungen Sakramente, die zum Priestertum aller Gläubigen gehören. Über diese Sakramente soll noch weiter gehandelt werden.

3. Sakramente zum Leben

Alle Sakramente wollen dem Leben dienen, gleich ob zwei oder sieben gezählt werden oder wieviel auch immer. Hier geht es darum, in einem freien Umgang mit dem Begriff „Sakrament" seinen Sinn zu erfassen, wie er sich im Kontext antisuizidaler Lebensbeziehungen erschließt.

a) Das Abendmahl als Sakrament der kommunizierenden Nähe

Daß in der frühen Christenheit das Abendmahl von einigen als „Pharmakon der Unsterblichkeit" gedeutet worden ist, zeugt davon, wie alt der Irrtum ist, daß Schäden, die in der psychischen Entwicklung des Menschen aufgrund fehlender Lebensbezeichnungen entstanden sind, anders geheilt werden können als dadurch, daß zu diesen Menschen Beziehungen hergestellt werden, die seine Wunden heilen lassen. Protest gegen diese falsche Abendmahlsdeutung blieb nicht aus: ex opere operato, durch den Vollzug des Sakramentes allein, geschähe noch gar nichts Gutes, wußten andere Theologen, die auch an die Gefahr des Mißbrauchs solcher Handlungen dachten. Der Glaube an die Liebe Gottes, an seine gerechtsprechende Gnade, erst mache das mentum (Mittel) Brot (und Wein) für den Gläubigen zum *sacra*mentum. Ohne den Glauben, daß Gott selbst im Abendmahl eine Beziehung zu uns herstellt, hat das Sakrament ja auch keinen besonderen Sinn, der das große Wort rechtfertigte, eben keine *heilige* Beziehung. Doch wenn wir sie verstanden haben, diese heilige Beziehung, dann zeigt sich auch die andere Seite des Sakramentes Abendmahl: es verbindet Menschen, die zum größten Teil keine Verbindung untereinander haben und nur durch Gottesdienst und Sakrament zusammenkommen, und zwar als Tischgenossen. Darum ist das Abendmahl eigentlich *das* Sakrament der kommunizierenden Nähe. Es stellt die durch das Leben ungleich Gewordenen wieder gleich, da hat keiner einen anderen Rang denn den als Schuldner und Begnadeter. Das Abendmahl deckt die spezifische Art von Schuld auf, die durch unseren Gott zur Sprache kommt, der sich in Jesus Christus mit uns verbunden hat: daß wir uns gegenseitig Beziehungen der Liebe und Freundschaft schuldig geblieben sind, nach Rangordnungen und Machtpositionen suchen für uns und ständig auf die Übervorteilung der anderen trachten. Der Zorn des Paulus über diejenigen, die vor dem kargen Gemeinschaftsmahl zu Hause und wohl mit Besserem ihren Hunger und

Durst stillten und so das Mahl schon zum Schein-Mahl degradierten (1. Korinther 11,21f), ist verständlich: sie verkehrten das Wesen des Abendmahls an entscheidender Stelle – wie diejenigen, die Brot und Wein zu Pharmaka machen wollten, auch: beide gaben die Nähe *untereinander*, das Kommunizieren nicht nur mit Gott, sondern auch mit den anderen Menschen, preis und begannen, „Heil" zu verwalten, Vergebung wie eine milde Gabe aus einer Schatztruhe in Gottes Auftrag zu verteilen an die, die bereit waren, sich zukünftig bestimmten Denk- und Verhaltensnormen zu unterwerfen. Doch nur scheinbar wurde der Weg zu Gott dadurch immer direkter, daß das Heil verdinglicht und die Beziehungen untereinander unwichtig wurden. Nehmen wir Jesus ernst, führen die Wege gerade nicht zu Gott, die am Menschen vorbeiführen (vgl. Matthäus 5,23f; 6,12.14; 25,31–45 u.ö.), denn: „Wo Liebe ist, da ist Gott" (Tolstoi), bzw. ‚Gott ist Liebe, und die in der Liebe bleiben, bleiben in Gott und Gott in ihnen" (1. Johannes 4,7ff).

So bleibt, wenn wir die üblichen Eucharistie- bzw. Abendmahlsfeiern in unseren Gottesdiensten betrachten, nur mit Bitterkeit zu sagen: Was haben wir aus diesem Sakrament gemacht! Wie haben wir diese Gottesgabe bis zu ihrer völligen Entstellung herunterkommen lassen! Dabei wäre wohl nicht nur, aber gerade auch wegen der sich ausbreitenden Beziehungslosigkeit heute kaum ein Mittel so wichtig wie dieses Sakrament. Neu verstanden könnte es zu einem Ausdruck dafür werden, daß die Teilnehmenden auch untereinander Anteil nehmen wollen an ihrem Leben.

b) Die Attraktion der schönen Werke

Über die *guten*[192] Werke ist viel geredet, geschrieben worden, so lange, daß manche glaubten, als Katholik habe man gute Werke zu haben, als Protestant aber nicht. Nun gibt es zwar liebloses Handeln (1. Korinther 13,1–3). Aber Liebe ohne liebevolles Tun gibt es nicht. Da Glauben und Hoffen mit Liebe verbunden sind (1. Korinther 13,13), haben die Christen den speziellen Auftrag, dem Leben mit Liebe zu dienen, weil es an Liebe fehlt, und zwar nicht nur – was nichts Besonderes wäre – gegenüber Freunden, sondern auch gegenüber Feinden (Matthäus 5,43ff). Feindschaft mit Haß zu beantworten, diente dem Leben nicht, denn er vertieft Feindschaft, fördert Beziehungslosigkeit und Tod. Als „Salz der Erde", als „Licht der Welt" sollen wir nicht auf Herrschaft aus sein, nicht auf Rangfolge (Matthäus 20,20ff), weil sich mit dem Herrschenwollen immer Verachtung der Beherrschten verbindet. Groß ist, wer für andere

[192] Leider übersetzen die meisten Bibelausgaben Matthäus 5,16 – im Gefolge Luthers – „schön" mit „gut".

da ist. Mit der Bezeugung dieser Größe sollen wir „schöne Werke" tun und so unser Licht leuchten lassen vor den Menschen, „damit … sie euren himmlischen Vater preisen" (Matthäus 5,13–16) – dafür, daß er für solche Werke gesorgt hat, die wir brauchen, um im Leben gehalten zu werden. Wer Gott preist, der hat Halt gefunden, für den ist Leben kein Muß, sondern Grund zur Freude. Dahin zielt die Attraktion der „schönen Werke". Die Seligpreisungen der Bergpredigt (Matthäus 5,3ff)[193] sagen des näheren, was darunter zu verstehen ist:

– *Leben in Armut:* Ob auch „geistliche" Armut gemeint ist (Matthäus) oder nicht (Lukas): Es geht darum, unser Leben nicht an der falschen Stelle absichern zu wollen. Nicht das, was wir vorzeigen können, was uns gehört (religiöse Leistung, Besitz), hält uns im Leben; allein wenn wir Beziehungen der Liebe haben, sind wir *dem* Leben verbunden und haben so Teil an der Geschichte mit anderen; und da spricht die Schrift von der Geschichte des Himmelsreiches, *die* mit Jesus kam und *das* mit Jesus kam.

– *Klagen und trauern:* Wer weder klagt noch trauert, der leidet nicht am Unglück, weder am eigenen noch an dem anderer, und auch nicht am Verlorenen. Wer weder klagt noch trauert, dem ist die Welt, dem ist „alles egal", ohne Höhen und Tiefen, und keines Mitleidens, keiner Mitfreude wert. Wer klagt und trauert, nimmt dagegen Anteil am Unglück, wie er am Glück Anteil genommen hat; und mit der Anteilnahme am Unglück nimmt er Partei für das Glück. Von ihm haben also die anderen etwas zu erwarten. Mit ihm kommt zu den Trauernden und Klagenden immer schon ein Stück Überwindung von Trauer und Klage, so wie er in der Hoffnung auf die Zusage Gottes, daß die Trennungen vom Leben überwunden werden, schon teilhat an der Überwindung[194].

– *Sanftmut haben:* Das meint die Absage an Übermut und Gewalt; der Sanftmütige ist nicht sanft, weil er schwach oder zu weich wäre da, wo die anderen Stärke oder Härte zu zeigen pflegen. Die hier gemeinte Sanftmut („Milde"[195]) weiß vielmehr, daß Übermut und Gewalt nicht dem Leben dienen, sondern der Zerstörung; Sanftmut ist ein Zeichen von Weisheit und vom Wissen darum, daß es menschliche Mittel und Methoden gibt, wo es um Probleme der Menschen geht. Da die Erde, das „Land", den Menschen zugedacht ist, wird es, muß es auch den Mensch-

---

[193] Vgl. dazu auch C. F. v. Weizsäcker, Der Garten des Menschlichen, aaO., 488ff. Diese Auslegung ist deshalb besonders interessant, weil sie von einem Nichttheologen und bewußt als „intellektuelle" Auslegung geschrieben worden ist.

[194] C. F. v. Weizsäcker, aaO., 495: „In der modernen Sprechweise von Ebenen und Krisen, mit Freuds einleuchtendem Begriff der Trauerarbeit können wir uns verdeutlichen, wie gerade die unverhohlene Trauer das Versprechen der Überwindung der Krise enthält." Daß Jesus mehr gemeint habe als dies, sagt auch C. F. v. Weizsäcker und belegt dieses „Mehr" mit Bibelstellen.

[195] So übersetzt C. F. v. Weizsäcker, aaO., 495f.

lichen unter den Menschen zufallen. Menschsein ist also gerade auch in dieser Seligpreisung als etwas verstanden, das uns nicht glaubens- und tatenlos in den Schoß fällt, sondern das als Weg und Wahrheit wahr *wird* – im Leben in der Gemeinschaft miteinander und mit Jesus Christus als „Haupt".

– *Hungern und dürsten nach der Gerechtigkeit:* „Der Hörer Jesu ... kann sich als einen *Hungernden und Dürstenden nach Gerechtigkeit* nur so verstehen, daß er sein eigenes Zurückbleiben hinter der Forderung, gerecht zu sein, erkennt. *Satt werden* können die Sünder, die Jesus überall anspricht, nicht die, die sich schon als gerecht wissen, die Pharisäer. Auch hier scheint ein konkreter Bezug auf die politisch-religiöse Umwelt auf, und damit auf die politischen Bedingungen, die Jesus ans Kreuz gebracht haben."[196] Hier scheint die „Ungerechtigkeit der Welt" auf, unter der so viele Menschen leiden, wenn sie neben sich Unrecht sehen. Die Seligpreisung lenkt den Blick auf die eigene Ungerechtigkeit, auf die eigene Schuldigkeit, das eigene Schuldig-Gebliebensein. Wer *darunter* leidet und *danach* hungert und dürstet, durch die eigene Gerechtigkeit zur Ausbreitung *der* Gerechtigkeit in der Welt doch besser beitragen zu können, der ist selig, denn der ist auf einem heilvollen Weg. Wer über fremdes Unrecht nur schimpft, tut nichts für uns Menschen.

– *Barmherzig sein:* Mitgefühl haben, heißt das: Fragen nach Hintergründen, Ängsten, Hoffnungen und Träumen, statt das Unverständliche und das Andersartige zu verurteilen. In den Seligpreisungen taucht das Stichwort „Vergebung" gar nicht auf – zu Recht, denn es ist in der Barmherzigkeit enthalten. Barmherziges Vergeben *will* wissen, daß wir Menschen das Recht, die Liebe und die eigene Barmherzigkeit schuldig bleiben, weil wir sie nicht zu geben *vermögen*. *So* sieht der Barmherzige den anderen mitleidig an, indem er im Grunde mit *leidet*. Und indem er mit leidet, heilt er auch schon wieder, weil er nicht beim Schuldiggebliebenen verhaftet, nicht in der Vergangenheit festhält, sondern Veränderung zum Guten zuläßt. Mit der darin wirkenden Gegenwart des Geistes Gottes bleibt der Barmherzige in Übereinstimmung; er wird Barmherzigkeit erfahren, auch wenn man zu ihm unbarmherzig sein sollte dort, wo man gegen sich selbst mitleidlos selbstgerecht ist. So zeigt sich hier wie bei allen anderen Seligpreisungen, daß man sie nicht beliebig in die Negation setzen kann: auch der Unbarmherzige wird vom Barmherzigen Barmherzigkeit erlangen – was denn sonst!

– *Ein reines Herz haben:* Das ist alles um des Menschen willen wichtig, dem es gilt, und nicht um seiner selbst, nicht um einer Tugend willen.

---

196 C. F. v. Weizsäcker, aaO., 497. – Es ist wirklich keine gute Aussicht, sich satt zu wissen und nichts mehr ausstehen zu haben; insofern haben die Seligpreisungen als natürliche Kehrseite „Wehe"-Rufe bei sich, wie Lukas sie überliefert, Lukas 6,25: „Wehe euch, die ihr jetzt satt seid; denn ihr werdet hungern" – weil ihr dann nichts mehr bekommt.

Und dann kommt auch heraus, warum zum Beispiel schon im Alten Testament Barmherzigkeit und Gerechtigkeit beieinander stehen: „Gerechtigkeit ohne Barmherzigkeit ist lieblos, Barmherzigkeit ohne Gerechtigkeit ist entehrend.“[197] An der Liebe entscheidet es sich, ob etwas „reinen Herzens“ getan und gedacht worden ist (1. Korinther 13,1–3); gilt es dem anderen Menschen oder gilt es dem Selbstruhm des „Gerechten“, des „Barmherzigen“ oder wie sonst sich „Wohltäter“ nennen lassen (vgl. Lukas 22,25f!)? Das ist die Frage.

Mit den „schönen Werken“ soll sich jeder sehen lassen können – auch vor Gott, sagt die Seligpreisung. Sie ist tröstlich wie alle anderen, gerade aber auch in dem Mut, den sie macht zu dem, was man früher „Herzensbildung“ nannte. Ich habe das Wort schon lange nicht mehr gehört, finde aber, daß es attraktiv ist – wie die Aussicht, den mit uns in und an der Welt leidenden Gott einmal zu schauen und Theologie vergessen zu können[198].

– *Frieden stiften:* Wer Frieden stiftet, weiß, daß Frieden nicht vom Himmel fällt und nicht befohlen werden kann. Er muß gestiftet, begonnen und gepflegt werden inmitten des Kampfes aller gegen alle. Da fängt das Himmelreich an, da entscheidet sich, wer Messias ist: „Söhne Gottes“ sind alle, die mit dem Haß fertig sind: zum Frieden. Im Frieden kommt Jesus Christus als Weg, Wahrheit und Leben zum Ziel, zur Weggemeinschaft, die die Nomadenzeit erinnert: „Und siehe da: das Zelt Gottes bei den Menschen; und er wird bei ihnen wohnen …“ (Offenbarung Johannes 21,3)

Schöne Werke sind attraktiv, sie ziehen ins Leben hinein. Darum brauchen wir viele schöne Werke und Gemeinden, die das Reich Gottes als im Innersten mit dem Leben verbunden verstehen und „durch ihre neue und hinsichtlich der sozialen Umwelt alternative Lebensweise“[199] diejenigen integrieren können, die solche Lebensbeziehungen suchen. Solche Gemeinden sollten das Bewußtsein haben, eine Herausforderung an die soziale Umwelt zu sein, radikal nach den Bedingungen des Menschlichen zu fragen. Um als Herausforderung glaubwürdig zu sein, müssen die Gemeinden allerdings vom Reden zum Handeln übergehen, und zum Beispiel Alternativen zum Vorhandenen entwickeln und fördern[200].

---

[197] F. v. Bodelschwingh, zitiert bei C. F. v. Weizsäcker, aaO., 498 (Anm.).

[198] „Wer Gott sieht, muß sterben, ist freilich eine biblische Einsicht. Auch das Sehen Gottes, das Jesus verheißt, geschieht nicht anders als um den Preis eines Todes. Das Gleichnis vom Weizenkorn (Joh 12,24) gehört zur Deutung der Seligpreisungen. Die Ablösung der Affekte geht durch eine Todeserfahrung.“ C. F. v. Weizsäcker, aaO., 501.

[199] J. Moltmann, Kirche …, aaO., 342.

[200] Es sind z.B. durchaus andere Krankenhaustypen denkbar (vgl. U. Eibach, Krankenhaus und Menschenwürde, in: WPKG 66/1977, 330ff). Es ist auch denkbar, Schultypen zu entwickeln, in denen auf Fehler nicht angstvoll reagiert wird, sondern mit der Ge-

c) Seelsorge als Gemeinschaftssorge und prophetische Predigt

Gewinnt der Mensch seine psyché dadurch, daß er sich in Lebensbeziehungen zu anderen Menschen hineingibt, dann kann Seelsorge am besten verstanden werden als die Sorge, die den Lebensbeziehungen gilt, als die Gemeinschaftssorge also. Dieses Verständnis wird auch der biblischen Anthropologie gerecht, die ja im Grunde eine Pastoralanthropologie ist. „Seelsorger" ist in dieser Seelsorge in erster Linie keine Beratungsinstanz, die befragt wird, sondern jeder für den anderen als Hüter des Lebens und als der, der die Sakramente zum Leben spendet. Wie viel Leben in einer Gemeinde ist, zeigt sich am Maß ihrer eigenen seelsorgerischen Kompetenz, auf die hin spätestens vom Konfirmandenunterricht-, besser aber schon vom Kindergottesdienstalter an, erzogen werden sollte. Darüber hinaus sollten Gemeinden Seelsorge generell so organisieren, daß die in ihr Lebenden befähigt werden, mit abschätzbaren Widerständen und Risiken leben zu können, ohne daß dadurch das seelsorgerliche Einzelgespräch abgeschafft werden sollte. Eine Vorbereitung auf die Lebenswendephasen, in denen durch die Trennungs- und Ablösungsprobleme Krisen entstehen, gehört zu dieser Seelsorge, wie eine Einübung in den Umgang mit Aggressionen. Suizidalität muß im Umgang mit den kirchlichen Kasus Taufe, Trauung und Beerdigung, mit dem bürgerlichen Kasus Scheidung (Partnerverlust), dem medizinischen Kasus Wechseljahre sowie mit den biographischen Kasus Arbeitslosigkeit oder Pensionierung bedacht werden, und zwar als ein kalkulierbares Risiko.

Es ist aber wichtig zu betonen, daß die Wirksamkeit solcher seelsorgerlichen „Erste-Hilfe-Kurse" sehr begrenzt ist, wenn nicht parallel über Kindererziehung und Elternarbeit dafür gesorgt wird, daß die zum Leben notwendigen Mittel und Sakramente vorhanden sind.

Zum anderen: Kommt der Glaube aus der Predigt und kommt diese aus dem Wort Christi, so ist Predigt ein wichtiges Sakrament zum Leben, eben *das* Mittel, mit dem Gott in unser Leben eingreift, durch das er mit uns kommuniziert. Seit alttestamentlicher Zeit bemüht sich Predigt, als lebendiges Wort Gottes in ihre Zeit und Umwelt hinein die Zeitgenossen zu ganz bestimmtem Glauben und Handeln zu bewegen und von anderem als diesem abzubringen. In besonderer Weise tut dies die prophetische Predigt, indem sie Horizonte aufzeigt, auf die hin sich Leben so oder so bewegt.

---

wißheit, daß wir aus ihnen lernen; in denen Lebenskunde gemäß der von mir beschriebenen Lebens-Mittel gelehrt und gelernt wird, auf jeden Fall alternativ zur allgemeinen Sozialisation; vgl. auch Ruth C. Cohn, Von der Psychoanalye zur themenzentrierten Interaktion. Von der Behandlung einzelner zu einer Pädagogik für alle, = Konzepte der Humanwissenschaften, Stuttgart 1975, 152ff.

Zur Predigt, zum Kommunizieren mit den Zeitgenossen vor jenen angesagten Horizonten, gehört als Voraussetzung die Kenntnis der Strukturen, in denen gedacht und gefühlt, gelitten und gehofft wird, und gerade nicht nur individuell von diesem und jenem Einzelgänger, sondern kollektiv, soziologisch gesagt: in sozialen Systemen bzw. Gruppen. Zu diesen Strukturen gehören die sie prägenden Wertvorstellungen und Normen, die insgesamt die jeweiligen Produkte des sozialen, gesellschaftlichen, politischen und religiösen Wandels zu einem bestimmten Zeitpunkt sind. Sie machen den Geist der Zeit aus, bewegen Denken und Handeln der Majoritäten. Im Zusammenhang mit diesen zeitgeistbestimmten Werten und Normen und den mit ihnen verbundenen Strukturen des Denkens und Handelns hat sich auch seelische Gesundheit zu entwickeln und zu bewähren als jener labile Gleichgewichtszustand zwischen Störung und Kompensierung, der Gesundheit nun einmal ist. Breitet sich aber Suizidalität mit solcher Virulenz aus, daß – wie zur Zeit bei uns – jedes zweite Kind, das stirbt, durch Suizid stirbt, so kann sich Predigt diesem Faktum nicht entziehen. Denn die im Gegensatz zur Seelsorge mehr überindividuell ausgerichtete Predigt ist ja auf die Schaffung und Stärkung eines Selbstbewußtseins aus, das zum Leben befähigt. Und sie tut dies mit der Proklamation der Liebe Gottes, die formelhaft in dem Titel „Immanuel" = „Gott ist mit uns" zusammengefaßt ist. Paulus hat das in Römer 8,33–39 näher ausgeführt: „Ist Gott mit uns – wer mag wider uns sein? ... Nichts kann uns trennen von der Liebe Gottes ..." Es versteht sich: solche Predigt allein schafft keine Geborgenheit; sie will und soll durch lebendige Gemeinde, also durch Menschen, Wirklichkeit sein. Aber wo sie es ist, hat auch die Predigt der Liebe Gottes eine Attraktion, die der sich ausbreitenden Suizidalität entgegenwirken kann.

Darüber hinaus wird Predigt warnend Phänomene nennen, die das offene Kommunizieren und die daraus erwachsende Geborgenheit behindern. Verantwortlich für viele dieser Phänomene sind Erziehungseinflüsse, wobei die Erziehungsinhalte ihrerseits beeinflußt sind von anthropologischen Konzepten, die kaum jemand reflektiert. Solange der Individualismus zum Beispiel als Leitbild die Persönlichkeitsentwicklung bestimmt, sind narzißtische Krisen (Henseler) immer schon vorprogrammiert. Dem Individualismus sind zuzuordnen: gemeinschaftsfeindliches Leistungsstreben, aber auch Gruppenegoismen, hierarchisches Denken, die Erziehung der Menschen dazu, ihr eigener Herr zu sein, das Leben „in die Hand zu nehmen" usw. Der sich parasuizidal realisierende Wunsch nach Zäsur oder Pause (Feuerlein) ist keinesfalls nur Reaktion von neurotischen Menschen, die sich in Sackgassen manövriert haben, sondern sicher ebensosehr Protest gegen eine Überlastung der Menschen durch die zugemutete Souveränität, ihr Leben „in die Hand zu nehmen" und „aus ihrem Leben etwas zu machen", kurz (und mit Barth): leben zu müssen, leben wollen zu müssen, das Lebenmüssen zu wollen. Das Leben als Pflicht ist aber wahrhaftig nichts anderes als eine „verdammte Pflicht und Schuldigkeit", wie die häufig gebrauchte Redewendung sehr treffend sagt. Sich ihr zu entziehen, kann im Extremfall gerade Behauptung und Verteidigung der Menschlichkeit sein und ist nicht vorschnell als fehlende Leidensbereitschaft zu diffamieren. Weiter: Ist die Welt ein „Kampfplatz zwischen Unmenschlichkeit und Menschlichkeit"[201], so bleibt zu beachten, daß Gott nach christlichem Glauben in diesem Kampf dadurch Partei ergriffen hat für die Menschlichkeit, daß er seinen Sohn willentlich sterben ließ. Ohne das Kreuz wäre diese Option unglaubwürdiges Sich-Arrangieren mit der Unmenschlichkeit geblieben. Durch das Kreuz aber wurde die Unmenschlichkeit der unbarmherzigen Gerechtigkeit der „Pharisäer und Schriftgelehrten", der Normenkontrolleure, offenbar.

Predigt wird auch jenen Stolz und jene Selbstherrlichkeit, die vorgibt, keine Vergebung zu brauchen, warnend nennen als einen Weg in die Beziehungslosigkeit hinein. Sie wird jene Ansicht als unheilvoll ansagen, wonach sich der Wert des Menschen nach seiner vergütbaren Leistung errechnet, ferner jede Diskreditierung von Wandel und Umdenken und jede Prinzipienreiterei – kurz alles das wird sie ansagen und davon weghelfen wollen, was vereinzelt, an den Rand drängt, weil es Leben als Kommunizieren, als zukunfts- und gemeinschaftsoffenen Prozeß, behindert. Und vor allem auch: Predigt wird und muß das *öffentlich* sagen. Leben-Finden und Leben-Verlieren sind Möglichkeiten eines jeden von uns, das Überhandnehmen der Suizidalität gegenüber dem Lebenswillen ist eine Möglichkeit von mehreren, das Leben zu verlieren. *Theologisch gesehen ist Ursache für jede Form unerträglichen Leidens, es allein tragen zu müssen. Suizid ist dann als Antwort an eine Zeit anzusehen, die im Leiden allein läßt, und die Antwort lautet: das geht nicht.*

Predigt wird also dazu beitragen, die Gefahr von Suizidalität möglichst niedrig zu halten. Ich meine von meinen Überlegungen her und aus der Praxis der Gemeindearbeit Grund zu der Forderung zu haben, daß wir über das Fragen nach den Kommunikationsstrukturen in den Kleingruppen Familie, Ehe, Freundschaft hinausgehen müssen, so wichtig sie sind, und so wichtig alles ist, was innerhalb ihrer die Kommunikationsfähigkeit fördert. Wir müssen auch den Mut gewinnen, den man prophetisch nennen kann, die angebliche Privatsache Glaube, die in Wahrheit eine immens soziale und politische Bedeutung hat, als einen Faktor zu benennen, der, auf die Psyche des einzelnen und der Gruppe bezogen, nicht nur von psychohygienischer, sondern auch von soziohygienischer Qualität ersten Ranges ist: „Glaubet ihr nicht, so bleibet ihr nicht!" (Jesaja 7,9) Was in der Polis, dem Wohnort, gesteuert wird, das ist Politik. Die Werte und Normen, die anthropologischen Leitbilder, denen Politi-

[201] J. Moltmann, Mensch, Stuttgart 1971, 58.

ker verhaftet sind, sind hochpolitisch. Wohin Menschen, Gruppen und Gesellschaftssysteme bewegt und gesteuert werden, ist nicht ohne Belang für das Sich-Ausbreiten oder Eingedämmtwerden der Suizidalität, denn es ist recht verstanden entweder theologische Praxis oder glaubenslose.

Glaubenslos ist das Verharren von Menschen in der Beziehung allein zu sich selbst; Glaubenslosigkeit hat es an sich, dieses Verharren zu wollen und zu fördern als des Menschen höchste Würde. Die Christen und Kirchen sicher gut anstehende Toleranz Glaubenslosen gegenüber verkehrt sich aber in eine Gegeninformation zum Evangelium, wenn sie auf die theoretische, „gläubige", und auf die praktische Glaubenslosigkeit übertragen wird. Das Evangelium spricht von bleibendem Leben ausschließlich aufgrund der Beziehnung, die Gott zu uns hat. Das wird zum Beispiel bedeutsam angesichts der Entfaltung ungeheurer Selbstvernichtungskräfte, wie sie in der Zerstörung der Welt als unserer Umwelt sichtbar geworden sind, denn diese Vernichtungsenergien bedürfen einer Deutung, die über das Faktische und Funktionale hinausgeht. Daß sie „selbstmörderisch" sind, ist schon sprichwörtlich bekannt. Doch ich vermute, daß dieses Wissen wieder mehr das Funktionale betrifft, also die von uns ausgehenden Handlungen als Ursache der Umweltschäden. Wo unser gefährliches Handeln aber seinerseits seinen Grund hat, wird seltener reflektiert[202].

d) Symbole des Lebendigen

Symbole des Lebendigen sind Lebenszeichen. Viele Briefe werden geschrieben, viele Telefonate geführt, um sich untereinander Lebenszeichen zu geben. Es sind Botschaften, die sagen: Ich lebe noch, und gerade dies: Ich lebe mit dir und bleibe in Beziehung mit dir. Sie dienen dem Leben, indem sie die Freude am Vorhandenen sagen, weder auf ein Machbares warten noch auf ein Anderssein hoffen. Symbole des Lebendigen weisen auf das Lebende als auf das, was in sich Genüge hat.

Da wir das Leben, in dem wir selbst sind, nicht von uns abstrahieren können, bedarf es der Symbole, um das Lebendige kommunikabel werden zu lassen. Ein Beispiel: ‚Wie verhält es sich mit dem Leben im Reich Gottes?' wurde Jesus gefragt. Auf zwei Weisen hat er darauf Antwort gegeben. Einmal mit seinem Leben (er setzte sich zum Beispiel mit Verachteten an einen Tisch, holte sie aus der Beziehungslosigkeit heraus, vgl. Lukas 15,1f) und mit seinem Sterben (Liebe, die das Leben für die

202 Vgl. dazu K. Lorenz, Die acht Todsünden der zivilisierten Menschheit, = Serie Piper 50, München 1973; A. Mitscherlich, Der Kampf um die Erinnerung, München-Zürich 1975, 211ff.

Freunde gibt, vgl. Johannes 15,13). Die andere Art von Antwort gab er mit Gleichnissen (z.B. Lukas 15,3ff). Dabei deuten sich Tun und Gleichnis, Leben und Lebenszeichen gegenseitig: Handeln und Reden von Gott *sind das* Wort Gottes[203] in seinen möglichen Gestalten. Andere „Zeichen“, die Mirakel bleiben[204], hat Jesus bekanntlich in dem grundsätzlichen Gespräch mit dem Widersacher (Matthäus 4,1ff) abgelehnt; noch vor dem Beginn seiner Wirksamkeit hat er die Weichen gestellt, daß er bereit ist, allen Symbolen des Lebendigen, die er bringen oder aufnehmen wird, mit seinem Leben Grund zu geben. Mirakel weisen nicht auf das Leben, sondern von ihm weg. Sie haben keinen Grund im Leben.

Symbole des Lebendigen schaffen die Möglichkeit, über das Leben und also über uns selbst zu reden. Dieses Reden wiederum ist nötig, damit wir uns im Leben des Lebens versichern können, wenn es uns aus dem Blick gerät, oder aber auch „nur“, um uns des Lebens zu freuen. Zu dieser Freude tragen alle Lebenszeichen bei, auch so scheinbar nebensächliche wie Kosenamen, die aus einer liebevollen Beobachtung kommen und mit Phantasie das Einmalige einer Beziehung zwischen Menschen nennen. Kosenamen verbinden das Eigene so mit Wert, wie Spottnamen es mit Unwert verbinden wollen, mit Nichtigem. Rufmord ist darum ein treffendes Wort; und wegen der ständigen Kränkung, die Spottnamen und Schimpfwörter anrichten, bereiten sie in vielen Fällen den Nährboden für eine irgendwann ausbrechende Suizidalität.

Zu den Symbolen des Lebendigen gehören eben auch die sprachlichen Symbole, von denen ich Jesu Gleichnisse schon genannt habe, und unter ihnen vor allem diejenigen, die, wie das „Gleichnis von der Liebe des Vaters“ (Lukas 15,11–32), alternative Lebensbeziehungen vor Augen gestellt haben. Ohne Frage gehören hierher auch Christusgeschichten und Erzählungen aus dem Alten Testament, die in allereinfachster Form ein Menschenbild vermitteln, das sich nach der Erfahrung der Schreiber bewährt hat und das weiterzugeben darum ein Dienst am Leben ist, tätige Weisheit. Henning Schröer hat sich zu den Chancen von „narrativer Theologie“ und Anthropologie, die hier gemeint sind, mit bemerkenswerten Gedanken geäußert: „Wer erzählt, der kann die Aufmerksamkeit auf einen *Verlauf* richten, die Erzählung beschreibt einen *Bogen*, sie schafft ein Stück *Lebensstrecke*, sie überwindet das punktuelle Denken, sie geht einen *Weg*. Darin ist sie lebensnah, mag sie auch, wie es heutige

[203] Diesen Ansatz zu einer biblischen Gleichnistheorie habe ich vorgetragen: Die Gleichnisverkündigung Jesu. Reden von Gott als Wort Gottes, in: Der Ruf Jesu und die Antwort der Gemeinde. Festschrift für Joachim Jeremias, Göttingen 1970, 157ff.

[204] Heilungen, die ausschließlich der Rückführung aus Beziehungsverlusten dienen, sind keine Mirakel-Zeichen, auch wenn in Teilen des Johannesevangeliums der Eindruck entstehen mag, weil die Öffentlichkeit und Sichtbarkeit hier so stark herausgestellt sind. Diese Eigenart erklärt sich daraus, daß Jesus im Johannesevangelium selbst *das* Gleichnis ist: „Wer mich sieht, sieht den Vater.“

Literatur tut, ‚zweifelnd' erzählen, nicht ohne Subjektivitätsklauseln, sie wagt Schritte und sucht Spuren. Sie ist der Weisheit näher als dem Wissen. Sie will nicht hörig machen, sondern aufmerksam. Die Lebensnähe des Glaubens kann zum Ausdruck kommen, Rollenangebote werden gemacht."[205] Solche sprachlichen Symbole des Lebendigen haben also eine antisuizidale Funktion zum einen dadurch, daß sie ins Leben hineinziehen, am Leben Anteil geben und darauf weisen, daß das Einmalige im Allgemeinen geborgen ist. Zum anderen stellen sie Gott als eine mögliche Lebenserfahrung dar, ja als *das* Symbol des Lebendigen überhaupt. Mit den häufig anzutreffenden Kontrastierungen von Gut und Böse, Licht und Finsternis, verhelfen sie zudem zu einer Orientierung, die, wenn sie evangeliumsgemäß und nicht gesetzlich vermittelt wird, dazu hilft, angstfrei den Spuren des Lebens nachzugehen.

Zu erwähnen als Symbole sind noch Liturgie und Ritus[206], die Ordnung des Kirchenjahres mit der Festfolge und dem Wechsel von Fasten und Festen, die Riten im Leben der einzelnen, die zumeist mit kirchlichen Feiern verbunden sind, aber auch diejenigen Feste, die aus anderen Anlässen gefeiert werden und die in den Kirchengemeinden nicht fehlen dürfen. All diese Symbole wirken längerfristig antisuizidal, denn sie wirken einem Klima entgegen, das Monotonie und Leblosigkeit vermittelt, das geschichtsfeindlich ist, weil es keine Anreize dazu gibt, Geschichte(n) zu machen, zu erzählen oder sich in (der) Geschichte wiederzufinden.

4. Zum problematischen Recht der Suizidverhütung

Der letzte Abschnitt zum speziellen Beitrag der Kirchen soll auf das Recht der Suizidverhütung eingehen. Jean Améry hat es bestritten, andere haben es mit Leidenschaft verteidigt[207]. Der Argumente sind viele gewechselt, Repliken darauf kaum mehr hilfreich. Wenn ich nun doch noch auf das Recht zur Suizidverhütung eingehe und das innerhalb des Kapitels tue, das von dem Beitrag der Kirchen spricht, so deshalb, weil ich mit diesem Recht zur Suizidverhütung Rechtfertigung im theologischen Sinn verbunden sehe.

---

[205] H. Schröer, Das Problem der Vermittlung von Tradition und religiöser Erfahrung im Erzählvorgang, in: EvTh 38 (1978), 113ff, hier: 119.

[206] Vgl. R. Riess, Die Krisen des Lebens und die Kasualien der Kirche, in: EvTh 35 (1975), 71ff.

[207] Vgl. H. Pohlmeier (Hrsg.), Selbstmordverhütung. Anmaßung oder Verpflichtung. Mit Beiträgen von J. Améry, G. Wohmann, H. Pohlmeier, K.-P. Jörns, R. Welz, C. Roxin, E. Ringel, G. Sonneck, A. Reiner und W. Kottusch, Bonn 1978. Es handelt sich um die Wiedergabe wesentlicher Beiträge zur Jahresversammlung der Deutschen Gesellschaft für Selbstmordverhütung im Sept. 1977 in Hamburg.

Der Suizidale erlebt ein Todesstadium, das sich durch das Scheitern des Kommunizierens mit seinen Bezugspersonen eingestellt hat. Aus welchen Gründen auch immer sind dem nun Suizidalen wirkliche *Lebens*beziehungen versperrt und verweigert geblieben. Suizidverhütung kann, das ist nun abgehandelt, nur in der Herstellung neuer Lebensbeziehungen bestehen. Wenn von einem Recht zur Suizidverhütung gesprochen wird, so heißt das dann aber, es geht um ein *Recht zur Herstellung von Lebensbeziehungen*. Und dann wird aus der dem Schein nach einteiligen Frage auf einmal eine zweiteilige: Neben die Frage nach *unserem* Recht, zum Suizidalen Lebensbeziehungen herzustellen, tritt die andere, ob *er* ein Recht auf solche Beziehungen hat.

Da Leben das ist, was uns alle verbindet, glaube ich, daß jeder ein Recht auf Lebensbeziehungen hat, die ihn im Leben vom Leben satt werden lassen. Wer dem zustimmt, wird auch zustimmen, daß es nicht nur ein Recht, sondern im Grunde sogar eine Pflicht zur Herstellung von Lebensbeziehungen zu dem Beziehungslosen gibt, denn *sein* Recht läßt sich nicht anders als durch *unser* Recht bzw. unsere Pflicht verwirklichen. Strenggenommen geht es aber bei beiden Rechten um die Aufrechterhaltung unser aller Beziehung zum Leben und um unser aller Widerstand gegen den Tod. Suizidverhütung hat als diese Parteinahme für das Leben ganz ausdrücklich mit dem Leben auch der Suizidverhütenden zu tun, und es ist grundsätzlich falsch, zu sagen, es gehe bei Suizidverhütung nur um Diakonie oder Caritas am Suizidalen. Wer Suizidverhütung will, will sie auch immer um seines eigenen Lebens willen. Es gibt keinen Grund, das zu verschweigen[208].

Aus diesem Grundsatz folgt, daß wir den Suizidalen nicht verurteilen können. Das ginge nur, wenn wir sein Leben vom Leben überhaupt trennen könnten. Dann könnten wir ihn für sich allein sterben lassen. Im Gegensatz dazu haben wir aber sogar eine theologische Rechtfertigung für den Suizidalen. Wir geben ihm recht, indem wir, ohne nach Schuld zu fragen, ihm sein Lebensrecht geben, das heißt: lassen. Doch diese theoretisch schnell gesagte Rechtfertigung des Suizidalen schließt nun wieder eine praktische Seite ein. Um das Lebensrecht des Suizidalen zu rechtfertigen, bedarf es nicht nur der Suizid*verhinderung* durch die Organisation medizinischer Nothilfe, sondern auch unserer Bereitschaft, ihn zugleich in eine neue Lebensbeziehung hineinzunehmen.

---

[208] Gebe ich den Suizidalen auf, gebe ich mich auf: „der vita communis entspricht die mors publica." So tötet der Suizidant auch mich: denn durch „den Tod des Anderen wird meine Gemeinschaft mit ihm zerbrochen; ‚aber diese Gemeinschaft war in gewissem Maße *ich selbst*, und in eben diesem Maße dringt der Tod in das Innere meiner eigenen Existenz ein ...'" E. Jüngel, Tod, aaO., 44; das Zitat im Zitat stammt von P. Landsberg, Die Erfahrung des Todes, Luzern 1937, 30. Vgl. auch Luthers Verständnis von Suizidverhütung als öffentlicher Aufgabe bei G. Krause, aaO., 60ff, bes. 67 („Wir kämpfen mit Dir" schreibt Luther an einen Suizidalen).

Wer Suizidverhütung dagegen als reine Suizid*verhinderung* fordert, ohne auf die Frage nach den Lebensbeziehungen eine Antwort zu geben, die ihn, sich selbst einbringend, einschließt, fordert demnach nichts Angemessenes. Eine einfache *Verhinderung* des Suizids bedeutet nichts anderes als eine Verlängerung des Leidens, als ein Hinausziehen des Endes der Krankheit zum Tode, und zwar auf Kosten des Leidenden und zugunsten einer Vergötterung des biologischen Lebens als absoluten Wertes, wie es die suizidverhindernde Notfallmedizin praktiziert, die nicht danach fragt. Geht es aber prinzipiell und rücksichtslos um biologische Lebenszeit, so ist Suizidverhütung als christliche Praxis angesichts des Auferstehungsglaubens ein blanker Zynismus und angesichts des fremden Leidens würdelos. Um jeden Preis, also als Gesetz, ist Suizidverhütung nicht zu fordern. Sie ist überhaupt nicht allgemein zu *fordern*, weil die allgemeine Forderung der Suizidverhinderung gleichkommt, und weil so für die Leidenden allein noch nicht viel gewonnen ist. Der akut Suizidgefährdete aber kommt für eine Forderung, den Suizid zu unterlassen, als Adressat auch nicht in Frage, weil sie der Forderung an den Krebskranken gleichkäme, nicht an Krebs zu sterben. Suizidverhütung ist nur für *den* eine mögliche Zumutung, der ihr mit dem eigenen Willen und der Bereitschaft zustimmt, sich selbst mit einzubringen. Das schließt den Willen ein, dafür zu sorgen, daß (z. B. durch eine Familientherapie) die Strukturen, in denen kommuniziert wurde bis zum Zusammenbruch, so verändert werden, daß sie das Nötige an Kommunikation wieder möglich machen. Das kann aber und muß auch einschließen, daß im gesamten Umfeld die in der allgemeinen Sozialisationspraxis Erziehung internalisierten anthropologischen Leitbilder grundsätzlich hinterfragt werden. Alle Schwierigkeiten, die mit der Nachsorge zusammenhängen, sind hier begründet und machen sie im Grunde erst nötig. Ein Indikator ist dafür, daß eine besonders hohe Suizidgefährdung vorliegt, kurz nachdem Suizidpatienten aus Kliniken in die gewohnte Umgebung entlassen worden sind. Eine sich daraus ableitende dringende Frage ist die nach der Wohnlichkeit in unseren Gemeinden, also nach Lebensbeziehungen in der Kirche vor Ort. Paulus formulierte als Gesetz Christi, daß einer des anderen Last trägt (Galater 6,2). In diese Formel ist wohl auch alles barmherzige Bemühen um Suizidverhütung zu fassen, daß eben Leiden in Solidargemeinschaft mittragen und *dadurch* überwinden helfen will, auch auf die – dann *beiden* geltende – Gefahr hin, daß das Bemühen nicht gelingt. Gelungen ist aber auch dann noch die lebendige Bezeugung der Liebe, die nach christlichem Glauben auch durch den Tod nicht zu Nichts gemacht werden kann.

VI. Suizidverhütung als Krisenintervention und nach Suizidversuchen

Die Kapitel III–V haben sich im wesentlichen den Möglichkeiten zugewandt, die wir haben, um längerfristig Suizidalität nicht nur einzudämmen, sondern rückläufig werden zu lassen. Gelegentlich kam dabei auch schon zur Sprache, was getan werden kann, um eine akute, lebensbedrohende Suizidalität aufzuhalten. Doch die Krisenintervention und der Umgang mit Menschen, die einen Suizidversuch hinter sich haben, sind Themen, die gesondert behandelt werden müssen[209].

Aufgabe dieses Buches kann es nicht sein, Alternativen zu einer im Einzelfall notwendigen psychiatrischen bzw. psychotherapeutischen Behandlung akuter Suizidgefährdung vorzuschlagen, denn es gibt dann (z.B. im Stadium einer aufgebrochenen psychotischen Suizidgefahr) keine Alternative. Das, was ich für die Krisenintervention und nach Suizidversuchen an Suizidverhütungsmaßnahmen nenne, soll nicht als Ersatzvorschlag, sondern als Möglichkeit vor allem für Laien verstanden werden, die mit Suizidalen umgehen. Ich beschränke mich auch deshalb auf die Interventionsmöglichkeiten, die sich für Laien ergeben, weil ich davon überzeugt bin, daß die in Krankenhäusern fast durchweg zu beobachtenden Mängel in der psychosozialen Versorgung von Menschen nach einer suizidalen Handlung allein durch Veränderungen im Klinikpersonal *nicht* behoben werden können. Zwar wenden sich die Dinge überall dort zum Besseren, wo ein Team z.B. von Ärzten, Sozialarbeitern, Schwestern, Psychologen und Seelsorgern in den Kliniken zusammenarbeitet (wie an den Universitätskliniken in Darmstadt und Heidelberg). Das sind sicher nötige Schritte in die richtige Richtung. Dennoch bedarf es einer weitaus größeren Zahl von Menschen, als ein Krankenhaus anstellen kann – und zwar gar nicht einmal Fachleute im eben ge-

---

[209] Im Bereich der institutionalisierten Krisenintervention sind international und national mittlerweile vielfältige Erfahrungen gesammelt und teils sehr überzeugende Ergebnisse ausgewiesen worden.

Ich nenne ausschnitthaft folgende Berichte in der Literatur: E. Stengel, Selbstmord und Selbstmordversuch, Frankfurt/M. 1969, 124ff; A. Reiner, Ich sehe keinen Ausweg mehr, Mainz-München 1976², 130ff; ders., Das theologische Problem von Selbstmord und Selbstmordverhütung, in: H. Pohlmeier (Hrsg.), Selbstmordverhütung, Bonn 1978, 123ff, bes. 125ff (zur Klinikseelsorge); K. Weis, Der Eigennutz des Sisyphos – Zur Soziologie der Selbstmordverhütung, in: A. Eser-P. Bringewat (Hrsg.), Suizid und Euthanasie als human- und sozialwissenschaftliches Problem, Stuttgart 1976, 180ff; M. Heinrich, Angebote der

nannten Sinn –, um durch den nötigen „Aufwand“ an Zeit und beständiger Zuwendung das Bild *grundlegend* zu ändern: Krisenintervention kann nach unserem Verständnis ja eben nicht als auf Kliniken beschränkt gedacht werden, sondern ist ganz entschieden als Alltagsaufgabe zu verstehen. Dabei ist es möglich, daß sie irgendwann einen Arzt zu Hilfe rufen, weil ihre Möglichkeiten zu Ende zu gehen drohen, oder es mag auch sein, daß die Laien mit Suizidalen zu tun bekommen, die in ambulanter Behandlung sind, oder auch erst nachdem sie aus einer Therapie entlassen wurden. In allen Fällen aber ist es angebracht, die folgenden Grundsätze für den Umgang mit Suizidgefährdeten zu beachten, zu denen im allgemeinen auch diejenigen zu rechnen sind, die einen Suizidversuch hinter sich haben.

1. Grundsätze für den Umgang mit Suizidgefährdeten

a) Es gilt, Wege zu neuem Kommunizieren zu suchen

Die Wege zu neuem Kommunizieren beginnen, wo sich Menschen bereitfinden, den Suizidgefährdeten zu verstehen. Solches Verstehen stellt sich ein, wenn wir durch eine vertrauenerweckende stabile, aber keinesfalls aufdringliche Zuwendung bewirken, daß der Suizidgefährdete sich öffnet und sich in seiner Identitätsunsicherheit und -angst auszusagen wagt. Eine Art von Zuhören, die die verbale Kommunikation vorwiegend auf das Wiederholen des Gesagten beschränkt und die jede Wertung strikt vermeidet, vermittelt dem Suizidalen am ehesten das Gefühl, endlich verstanden zu werden, was vor allem in den ersten Gesprächen wichtig ist. Das Wiederholen schützt darüber hinaus den, der helfen will, vor Kurzschlüssen und vor zu schnellem Weiterreden. Doch von entscheidender Bedeutung ist ja gerade, daß das, was der Suizidale seiner Umgebung von irgendeinem Zeitpunkt an nur noch mit der *suizidalen Handlung* meinte sagen zu können, wieder *verbal* gesagt werden kann. Der Suizid wird als Ersatzhandlung überflüssig, wenn der Aufbruch aus den in ein Todesstadium geratenen Beziehungen mit verbalen Mitteln geschieht.

Beratung und Hilfe für Selbstmordgefährdete, in: Caritas 79 (1978), 139ff; G. Sonneck, Aufgaben und Arbeitsweisen der Beratungs- und Hilfsstellen, in: Caritas 79 (1978), 142ff; E. Ringel, Der „Wiener Weg“ als Modell der Selbstmordverhütung, in: Caritas 79 (1978), 144ff; ferner sind die Berichte über Modellversuche in der Zeitschrift „Suicidprophylaxe. Theorie und Praxis“ (Ulm 1974ff; Stuttgart 1977ff) hinzuzuziehen. Auskünfte über alle laufenden Modellversuche erteilt die Geschäftsstelle der Deutschen Gesellschaft für Selbstmordverhütung (Geschäftsführer: Dr. Michel Heinrich, Leonberger Str. 220, 7000 Stuttgart).

b) Als Ersthelfer kommen Nahestehende kaum in Frage

Da die Selbstunsicherheit und die Kränkungen in den Beziehungen entstanden sind, in denen der Suizidale aufwuchs und jetzt (noch) lebt, sind die an dem gescheiterten Kommunizieren Beteiligten am wenigsten geeignet, Helfer zu neuem Kommunizieren zu sein. Wirkliche Hilfe, die also die Ursachen der scheiternden Lebensbeziehungen betrifft und nicht bloß auf eine zeitweilige Suizidverhinderung hinausläuft, kann nur von außerhalb der primären Gruppe kommen. Das ist eine Erkenntnis, die sehr schmerzt, die aber auch als eine spezifische Konkretion jenes „extra nos“ in der Theologie verstanden werden kann: Heilung erreicht uns von außerhalb unserer selbst. Wer in den bisherigen Lebensbeziehungen mehr und mehr das Gefühl bekommen hat, nicht leben und nicht sterben zu können, bedarf eines Hinzukommenden, der entweder hilft, die alten Beziehungen umzustrukturieren, so daß sie Leben und Sterben ermöglichen, oder aber für neue sorgt.

Es fragt sich also immer, ob eine Aussicht darauf besteht, daß sich die Struktur der Beziehungen, in denen jene in der Kindheit entstandenen Identitätsschädigungen fortgesetzt werden, so ändern lassen wird, daß sie nicht immer wieder neu in Kommunikationszusammenbrüche führt. Wo keine Aussicht auf eine solche Änderung besteht, muß auch daran gedacht werden, den Suizidalen vorübergehend oder dauernd aus seinen gescheiterten Beziehungen zu lösen, falls dieses Herauslösen keinen neuen Schaden bedeuten wird. So schwerwiegend eine Auflösung von Beziehungen auch sein mag, sie kann lebensrettend sein für den, der als einziger bereit ist, stellvertretend für alle anderen Gruppenmitglieder die Symptome ihres *gemeinsamen Leidens*, nicht offen kommunizieren zu können, zu tragen und so den inneren Tod ihres nur noch scheinbar gemeinsamen Lebens nach außen zu kehren. Dazu aber, zur Auflösung von Beziehungen, kann auch wieder nur ein Außenstehender helfen.

c) Der therapeutische Aspekt des neuen Kommunizierens

Die scheiternde Kommunikation kommt dadurch zustande, hatten wir gesehen, daß der Suizidale fortgesetzt auf eine Personmitte hin angesprochen wird, die er nicht hat, weil er in seinem Selbsterleben zwischen Minderwertigkeitsgefühl und Großartigkeitsphantasie schwankt und jenes „Loch im Ich“ in der Angst davor erlebt, eine Identität haben und durchhalten zu müssen. Neues Kommunizieren wirkt dann dadurch suizidverhütend, daß der Suizidale aufgrund der stabilen Zuwendung, die ihn in seinen disparaten Selbsterlebnissen „zusammenhält“, eben jene Selbsterlebnisse mehr und mehr als Teile des Ganzen, als zu ihm gehörig erfährt, so daß sie langsam in eine wirklichkeitsgerechtere Verbindung miteinander treten können. Während der neuen Erfahrung, offen kommunizieren zu können, sieht sich der Suizidale also gewissermaßen im Sozialspiegel seiner Gesprächspartner zu einer geschlossenen Person werden. Wenn der Suizidale schließlich sich selbst annehmen kann und nicht mehr ein anderer sein will, ist die Suizidgefahr gebannt.

d) Die Semantik ist wichtig

Die Kommunikationszusammenbrüche haben verbale und nonverbale Komponenten, psychische und sozial-situative Parallelentwicklungen. Der Umgang mit Suizidalen ist so schwer, weil diese Vielfalt der Bezüge beachtet werden will. In der Kommunikation mit Suizidalen (wie mit psychisch Kranken auch) laufen deshalb sehr häufig mehrere Kommunikationsebenen durcheinander, ohne daß der Suizidale oder der mit ihm Redende dessen gewahr würde. Nur das Ergebnis wird beiden sehr schnell klar: sie verstehen sich nicht. Darum tut jeder, der mit Suizidalen umgeht, gut daran, mehrfach Gesprächsgänge, die sich ergeben haben, auf die sich verwirrenden Kommunikationsebenen hin zu analysieren. Ein Mittel dazu gibt die Linguistik an die Hand, indem sie lehrt, auf sogenannte „semantische Achsen" zu achten, auf denen sich Gegensätzliches („Oppositionen") gegenübersteht. Es zeigt sich dabei, daß die semantischen Oppositionen in vielen Fällen von ihrer geläufigen Zuordnung abweichen. Beklagt sich der Suizidale zum Beispiel über einen als negativ empfundenen Zustand, so muß dessen Überwindung nach dem Empfinden des Suizidalen keinesfalls durch das geschehen, was als die geläufige Opposition dazu empfunden wird. Bietet ihm nun aber jemand eben dieses Mittel an, das ja normalerweise als hilfreich erscheinen muß, fühlt er sich mißverstanden und erneut gekränkt. Es ist also nicht nur schwer, die Bedeutungen des Nonverbalen herauszufinden, sondern auch die des Verbalen ist nicht eindeutig. Auch dieser Tatbestand hängt zusammen mit der Identitätsunsicherheit des Suizidalen, die sich sprachlich-semantisch reproduziert und im Sozialen fortsetzt, insofern er unfähig ist (wie der „Borderline"-Patient), stabile, eben Identität voraussetzende Beziehungen zu Menschen zu haben und zu behalten.

Deswegen ist es wichtig und hilfreich, im wiederholenden Gespräch die Bedeutung der Wörter und ihren jeweiligen semantischen Bezugsrahmen *mit* dem Suizidalen gemeinsam deutlich werden zu lassen[210]. Nur so kann verhindert werden, daß ein Scheinverstehen aus solchen Gesprächen hervorgeht, das dann zu mißverständlichen Reaktionen

[210] E. Sperling, Das therapeutische Gespräch mit Suizidalen, in: Der Nervenarzt 43 (1972), 409–411, spricht sogar von einer Übersetzungsarbeit, die im Blick auf das zu leisten sei, was der Suizidale mit seiner Handlung habe sagen wollen.

führen muß und möglicherweise in den erneut virulent werdenden Wunsch hinein, die nicht gelingende Individualität gänzlich loszuwerden.

Im übrigen sind semantische Divergenzen im Umgang mit den Wörtern unserer Sprache auch außerhalb der Suizidalität eine Alltäglichkeit, die die Kommunikation im Privaten und Öffentlichen erschwert. Dafür können unterschiedliche Wert- und Normenbindungen, divergierend verlaufende Umorientierungen von Partnern, Wertzusammenbrüche, aus Angst vor Tabus erzwungene Scheinkommunikationen (z.B. mit Kranken), das Auftauchen von „Störsendern" und vieles mehr verantwortlich sein. Erst dann, wenn sich diese Divergenzen auf das Selbstwerterleben derartig auswirken, daß die eigene Identität nicht (mehr) ausgehalten werden kann, wird es gefährlich. „Double bind"-Kommunikationen fördern deshalb, weil sie verbieten, daß die Gruppenmitglieder sich *ein*deutig denken und ausdrücken, nicht nur Schizophrenie, sondern auch Suizidalität.

2. Die Anwendung dieser Grundsätze in der Betreuung von Menschen nach einem Suizidversuch

a) TECUM e.V. in Koblenz und „Die Alternative" in Düsseldorf

Die aufgeführten Grundsätze für den Umgang mit suizidgefährdeten Menschen erlauben es auch, Suizidverhütung durch Laienhelfergruppen zu organisieren, die sich Menschen nach einem Suizidversuch mit der Absicht zuwenden, ihnen in ein Leben zu helfen, aus dem sie nicht schon bald wieder durch eine suizidale Handlung aufbrechen werden. Erfahrungen mit Laienhelfergruppen habe ich in Koblenz und versuchsweise auch in Düsseldorf sammeln können. Seit Jahren bin ich Berater eines Studienprojektes „Hilfe für Suizidgefährdete", in dem Studenten aus den Fachrichtungen Sozialpädagogik und Sozialarbeit der Fachhochschule Rheinland-Pfalz in Koblenz arbeiten. Das Projekt ist verbunden mit TECUM e. V., einem von Dr. Georg Blum und anderen gegründeten Verein zur Betreuung Suizidgefährdeter. TECUM und die Studenten betreuen fast ausschließlich Menschen, die nach einem Suizidversuch in das Städtische Krankenhaus „Kemperhof" in Koblenz (Chefarzt: Prof. Dr. Seifert) eingeliefert worden sind. Aufgrund der ermutigenden Erfahrungen in Koblenz hatte ich in Düsseldorf ein ähnliches Projekt für Studenten des Fachbereichs III Theologie und Religionspädagogik der Evangelischen Fachhochschule Rheinland-Westfalen-Lippe eingerichtet, und zwar in Zusammenarbeit mit der 2. Medizinischen Universitätsklinik (Geschäftsführender Direktor: Professor Dr. Krüskemper) als Modellversuch für eine begrenzte Zeit.

In beiden Projekten wird ungefähr gleich verfahren. Die Laienhelfer werden ein Semester lang in die Ergebnisse der Suizidforschung theoretisch und anhand von Fallbesprechungen eingeführt und mit den Grundsätzen für den Umgang mit Suizidalen vertraut gemacht. Ferner lernen sie die Grundzüge einer Gesprächsführung kennen, die sie benötigen, um auf eine helfende Verständigung hinwirken zu können. In Koblenz stehen über TECUM darüber hinaus für die Anfänger immer die jeweils älteren Studenten zur Verfügung, die aus ihren Erfahrungen berichten und verständliche Ängste der Studenten vor Suizidalen abbauen helfen können. Diesem Ziel gilt auch die regelmäßige Besprechung des Grundsatzes, daß die Studenten auch dann einen sinnvollen Dienst am Leben getan haben, wenn es zu einer erneuten und möglicherweise tödlich endenden Suizidhandlung kommen sollte, während oder nach der Betreuung. Es kann ja nicht die Aufgabe der Laienhelfer sein, Menschen unbedingt *am* Leben zu erhalten. Es geht vielmehr darum, mit ihnen Wege *ins* Leben zurück zu suchen. Lassen sich solche Wege aber absolut nicht finden, bleibt der Tod durch Suizid eine Möglichkeit. Wichtig ist, daß diese Möglichkeit in den Gesprächen mit den Suizidalen nicht angstvoll ausgeklammert wird. Gerade die Ausklammerung des Themas verleiht dem Suizid Attraktivität und dem Suizidalen Macht über seinen Gesprächspartner. Die offene Behandlung des Suizids als Möglichkeit bewirkt dagegen in der Regel, daß seine Attraktivität abgebaut werden kann.

Die Gespräche in den Kliniken können vom 2. Semester an geführt werden. Die Ergebnisse dieser Gespräche werden in einem projektbegleitenden Seminar analysiert und auf die Richtung hin besprochen, wie sie fortgeführt werden können. Die Seminargruppe gibt den einzelnen auch die nötige Supervision und Rückbindung.

Die Gruppe stellt sich vor Beginn ihrer Betreuung dem Klinikpersonal vor und bespricht die Möglichkeiten einer Zusammenarbeit mit Fachleuten inner- und außerhalb der Klinik (Ärzten, Schwestern, Pflegern, Sozialarbeitern, Pfarrern, Behörden) sowie die praktischen Probleme, die sich aus den Besuchen und Gesprächen auf den Stationen ergeben (Raum- und Zeitfragen). Die Laienhelfer rufen nach einem vereinbarten Bereitschaftsplan in der Klinik an und fragen nach Patienten, die bereit sind, ein Gespräch zu führen. Diese Bereitschaft muß vorher vom Klinikpersonal erfragt werden und ist selbstverständliche Voraussetzung für den Besuch eines Laienhelfers, denn sie entbindet von der Schweigepflicht hinsichtlich der Tatsache, daß der Patient eine suizidale Handlung vorgenommen hat. Die Erstbesuche sollen möglichst schnell nach der Entgiftung stattfinden, da die Verdrängungstendenz mit zunehmendem zeitlichen Abstand zur suizidalen Handlung wächst, so daß häufig schon keine Gesprächsbeziehung mehr zustande kommt, wenn zwischen der suizidalen Handlung und dem Erstgespräch auch nur eine Woche verstrichen ist: Die unausgesprochene Einstellung der Klinikumgebung signalisiert dem Suizidalen nämlich, etwas Ungehöriges getan zu haben; die Folge davon ist häufig, daß der Suizidale sich von seiner Suizidalität distanziert und dadurch auch keinen Zugang mehr zu den ursächlichen Leiden hat bzw. gibt. Durch diese Verdrängung aber kommt es nur zu oft zu Wiederholungshandlungen, denn wo verdrängt wird, geschieht das Gegenteil von Hilfe. Auch im Blick auf die kurze Verweildauer im Krankenhaus finden die meisten Gespräche noch innerhalb von 24 Stunden nach der suizidalen Handlung statt.

Die Laienhelfer bieten auch Gespräche mit den Bezugspersonen der Suizidalen an und vermitteln den nötigen Kontakt zu Fachleuten und Behörden, wenn keine anderen Stellen für diese Kontakte sorgen. Die Gruppe als ganze hält sich auch nach der Beendigung der Einzelbetreuung als Anlaufstelle in Krisenzeiten zur Verfügung.

b) Ein Vademecum für die Gesprächsführung

Grundsatz: Was dem Suizidalen fehlt, ist ein stabiles Selbstwertgefühl. Was er nach einer Suizidhandlung braucht, ist daher eine Zuwendung von Menschen, die ihn in seinen Ambivalenzen und Leidenszuständen akzeptiert. Schon die Tatsache, daß sich der Laienhelfer dem Suizidalen mit Zeit und Einfühlungsvermögen zuwendet, ist daher wichtig als therapeutische Handlung. Mögliche *Gesprächsschritte* sind daher:

– Das Gespräch muß damit eröffnet werden, daß der Helfer die mit der Suizidhandlung vorläufig beendete Lebenskrise als für den Suizidalen unerträglich geworden akzeptiert.

– Das Gespräch muß sich den Vorstellungen zuwenden, die der Patient mit der Suizidhandlung verband: Was wollte er für sich erreichen (Geborgenheit, Ruhe, Weg-von-hier? o.ä.), was wollte er anderen Menschen mit der Suizidhandlung zu verstehen geben von sich oder über diese selbst?

– Da zu den Suizidhandlungen auch aggressive Elemente gehören können, muß besprochen werden: Welcher Protest gegen wen oder was sollte mit der Suizidhandlung ausgedrückt werden?

– Der Versuch wird unternommen, zusammenfassend die Botschaften der suizidalen Handlung zu formulieren, sie also ins Verbale zurückzuholen.

– Vom Ergebnis dieses Gesprächsganges hängt es ab, wie weiter vorgegangen wird:

– lautet die Antwort: „Ich wollte endlich Ruhe haben!“, so geht das Gespräch den Gründen dafür nach, daß sich der Patient nicht in Ruhe gelassen fühlte;

– ebenso müssen die Sehnsüchte nach Geborgenheit, Weg-von-hier oder Protestabsichten auf die erkennbaren Hintergründe befragt werden; dasselbe gilt für die Appellrufe.

– Die Gespräche führen so auf die Beziehungen, in denen der Patient bisher gelebt hat bzw. gelebt hatte, bevor Kommunikationszusammenbrüche eingetreten sind. Daher ist es von Bedeutung, mit dem Patienten zusammen über einen längeren Zeitraum hin die Entwicklung persönlicher Beziehungen zu verfolgen und dabei das Augenmerk auch auf die zwischen seiner Umwelt und ihm divergierende Semantik der Wörter und Gesten zu legen.

– Sind double-bind-Kommunikationen zu erkennen? –

– In diesen Gesprächsgängen tauchen dann die Kränkungen auf, die zu sich steigernden Kommunikationsschwierigkeiten führten. Da die suizidalen Handlungen erst am Ende einer langen Entwicklung stehen, führt die Frage nach den Mitteln, die der Suizidale gegen seine Schwierigkeiten einzusetzen versucht hat, auf seine eigenen Möglichkeiten, Krisen zu bewältigen. Um ihre Hervorkehrung und Stärkung geht es. Also: Was haben Sie versucht, um gegen Ihre Schwierigkeiten anzukommen? Wo haben sie Zuflucht gesucht? Wo sind Sie auf Stärkung, wo auf Sie Schwächendes gestoßen? Was gibt Ihnen normalerweise Mut, was entmutigt Sie?

– Nun können auch die suizidale Handlung und der Zeitpunkt derselben ins Gespräch kommen: Warum gerade jetzt? Warum in der vollzogenen Art?

– Bei den bisherigen Gesprächen lag das Interesse darauf, die Kränkungen des Selbstwertgefühls einerseits und die positiven Aspekte im Leben des Suizidalen andererseits zu erkennen, und zwar mit ihm. An diese Positiva ist anzuknüpfen. Man kann das z. B. dadurch tun, daß man solche positiven Lebenserfahrungen erzählen läßt, wodurch sie wieder Farbe und Kraft bekommen.

– Im weiteren muß nun nach Möglichkeiten einer Wiederherstellung bzw. neuen Herstellung von Beziehungen Ausschau gehalten werden, in denen die positiven Elemente gefördert und die kränkenden vermindert werden können. Welche Lebens-Mittel und welche Sakramente zum Leben stehen dem Klienten zur Verfügung? Zu welchen könnte eine Verbindung hergestellt werden?

– Ziel aller Gespräche muß sein, daß dem Suizidalen die suizidale Handlung verständlich wird als ein Versuch, seine Lebenskrise zu lösen, und daß mit ihm andere Lösungsmittel gesucht werden, die ihn zukünftig leben und irgendwann auch sterben lassen.

VII. Wird Tod durch Suizid zur bevorzugten Todesart werden?

In diesem letzten Kapitel will ich noch auf eine Entwicklung eingehen, wie sie sich nach einem Bericht des SPIEGEL[211] in Amerika anzubahnen scheint. Der hierzulande unbekannt gebliebene Suizidologe Robert Kastenbaum glaubt, daß das Verlangen, einmal „mit Würde zu sterben", immer mehr Menschen bewege, seit viele moribunde Kranke „durch die medizinische Technik unbegrenzt in einem Zwielicht zwischen Leben und Tod festgehalten werden". Bei so viel Fortschritt, schätzt Kastenbaum, könnte der Suizid schon bald zur „bevorzugten Todesart" werden, weil er „Ort, Zeitpunkt, Dauer und Stil des Sterbens" der persönlichen Kontrolle eines jeden überlasse. Suizidforscher müßten dann neben der Erforschung der Psychodynamik der Suizidalität einen zweiten Arbeitsbereich eröffnen, um „unter gewissen Umständen den selbst gewählten Tod durch die eigene Hand zu erleichtern".

Interessant ist, wie der SPIEGEL seinen Artikel „aufgemacht" hat: der Titel „Freiheit zum Tod(e)" war das Thema der Jahresversammlung der Deutschen Gesellschaft für Selbstmordverhütung vom September 1977, dort allerdings und bewußt mit einem Fragezeichen in Zweifel gezogen. Der fettgedruckte Vorspann lautet: „Die These, jeder Selbstmordwillige sei psychisch krank und müsse um jeden Preis gerettet werden, ist neuerdings wieder umstritten"; er vermischt das Vorurteil, es gäbe bei Suizidalen eine allgemeine Suizid*willigkeit*, zum einen mit der *Krankheits*these und zum anderen mit der Problematik einer Suizid*verhinderung* um jeden Preis. Darüber hinaus wird Hermann Pohlmeier so zitiert und der Duktus so geführt, daß mit den abschließenden Kastenbaum-Zitaten der Eindruck vermittelt wird, es gehe beim Suizid eben doch um etwas, das vor allem von der psychoanalytischen Suizidforschung (und natürlich auch von den Kirchen) nicht als mögliche Chance zur Humanisierung dieses letzten wirklichen Übels erkannt würde, daß wir sterben müssen, ohne „Ort, Zeitpunkt, Dauer und Stil des Sterbens" kontrollieren zu können.

Will man dem sich anzeigenden Trend Glauben schenken, so wird es sehr bald eine Debatte über Sterbehilfe als humane Pflicht geben. Es werden sich gewiß Stimmen erheben, die fordern, daß wir denjenigen, die nicht leben und nicht sterben können, zum Suizid verhelfen – freund-

[211] Nr. 10, Jg. 32 (1978), 202–204, vom 6. 3. 1978.

lich und im Frieden der Psychopharmaka, alles eingedenk der Humanitas natürlich, „mit Musik“ (vgl. den Anfang des SPIEGEL-Artikels) und vielleicht auch mit etwas „Reklame“ fürs Jenseits: „Sei ohne Sorge“ „am besten“ (Ingeborg Bachmann). Es ist, wenn wir dann erst einmal soweit gekommen sein werden, vorherzusehen, daß auch die dann fällige Grundsatzfrage noch gestellt werden wird, ob es denn nicht „am besten“ besser wäre, wenn überhaupt keine Kinder mehr geboren werden würden, damit sich alle Anstrengungen um die Sanitas im Leben und um die Humanitas des Sterbens ganz erübrigten: Es könnte die Lust ganz ausschließlich um der Lust willen gesucht werden, und vielleicht wäre sie für die letzte Generation besonders lustig in dem Bewußtsein, daß es ein Ende mit ihr haben wird, wenn sie ihr Ende hat – „... und nach uns die Sintflut!“ Vielleicht werden sich aber auch Menschen finden, die alle möglichen Gruppen beschreiben, die nach ihrer Meinung von dem Recht auf Sterbehilfe pflichtgemäß Gebrauch machen sollten, damit sie den übrigen Menschen nicht zur Last fallen.

Aber so sei das ja gar nicht gemeint, das sei eine bösartige Verzerrung, höre ich. Es gehe um mehr Freiheit und mehr Menschenwürde, um weniger Leiden; denkbar ist auch, daß es anderen dabei um die Reduzierung der Kosten im Gesundheitswesen geht, denn ein schnelles Sterben ist billiger als ein langsames. Und dann findet sich kaum noch Widerspruch, denn da wird ja auch die Angst vor den eigenen Schmerzen mobilisiert und von dieser Angst her dem Schmerztöter als Erlöser zugestimmt; denn er denkt ja nur weiter, konsequent zu Ende, was schon Generationen vorher an Gedanken über die Abschaffung aller lästigen Widerstände bei uns internalisiert worden ist. Und es werden sicher auch neue Arbeitsplätze geschaffen werden können in der Industrie, die das schöne Sterben anbietet, das dann vielleicht als „Autoeuthanasie“ auch Gegenstand wissenschaftlicher Untersuchungen sein wird. Ich kann mir auch schon ausmalen, welch edle Motive in den Beerdigungsreden der zur Idee der „Autoeuthanasie“ bekehrten „Bestatter“ erscheinen werden und wie froh es viele Angehörigen stimmen wird zu bedenken, wieviel Pflegeaufwand ihnen erspart geblieben ist.

Und was werden wir dann sagen und tun, wenn es so kommt? Wir werden dann dasselbe tun und sagen müssen, was wir jetzt gegen die Ausbreitung der Suizidalität sagen und tun können. Nicht mehr, nicht weniger. Denn am Wesen der Suididalität ändert sich nichts dadurch, daß sie durch eine neue Nomenklatur und Ideologie verbrämt wird.

Schlußgedanke: Ein Feuer auf Erden

Feuer läutert. Es brennt und schmerzt, aber nur so kann freiwerden, was gebunden war: „Ein Feuer auf die Erde zu bringen, bin ich gekommen, und wie sehr wünschte ich, es wäre schon entfacht!“ (Lukas 12,49) Die Feuertaufe, die Jesus auf sich genommen hat, ist dieselbe, die er mit sich gebracht hat für die anderen, die den Weg ins Leben suchen. Das Kreuz Jesu und das Kreuz der Nachfolgenden gehören zusammen als die Taufe, in der die Kraft sichtbar wird, die aus dem lebenschaffenden und lebenerhaltenden Geist kommt. Weil nicht alles „egal“ oder „gleich-gültig“ ist, geht es um die Scheidung der Geister, um die Krisis, bei der sich herausstellt, welcher Geist dem Leben dient und welcher nicht. Wo deshalb Feuer entfacht werden, die der Läuterung dienen, wird auch dem Leben gedient.

Es mag gefährlich erscheinen, am Ende diesen Gedanken zu denken, denn Suizidalität hat mit Krisen, mit Lebenskrisen, zu tun. Doch ich glaube, es hat keinen Sinn, diesen Gedanken beiseitezuschieben und nicht noch einmal darüber nachdenken zu wollen, daß es bei Lebenskrisen eben wirklich um Entscheidungen zwischen Leben und Tod geht. Wir haben es uns zwar angewöhnt, über Lebenskrisen wie über Stationen zu reden, die wir ohne große Anfechtung durchstehen, wenn wir nur diesen oder jenen psychologischen Ratgeber hinzuziehen. Doch das Leben des einzelnen läßt sich nicht zu etwas machen, was sich ins „objektive“ Wissen um Normalitäten, Krisen und Krisentherapien hinein aufheben ließe. In welchen Beziehungen wir auch immer leben: jeder muß sein Leben selbst erleben und begreifen, wer er ist, für sich und andere. Und dieses Begreifen führt in Krisen hinein, in Trennungen, die wir durchleiden müssen, um wir selbst zu sein im Umgang mit den anderen, um hinzufinden zu Identität und Sozialität. Ich will dieses Buch nicht schließen, ohne mit allem Respekt eingestanden zu haben, daß Suizidversuche und Suizide Ausdruck des ungeheuren Ernstes sind, den das Leben um seiner selbst willen verlangt. Suizidalität deckt mit tödlichem Ernst auf, daß Lebendigem das Leben verweigert wird, wenn ihm Lebensbeziehungen verweigert werden, so daß ein Mensch nicht leben und nicht sterben kann und gezwungen wird, ein anderer sein zu wollen. Insofern ist Suizidalität ein Schmelztiegel, in dem mit Brennen und Schmerzen eine Lebens-, oder richtiger: eine Todeswahrheit aufgedeckt wird.

Das Feuer, das Jesus entfacht hat, hat in seinem Reden und Handeln und in dem Todesgeschehen am Kreuz den Weg zum Leben aufgedeckt:

„daß einer sein Leben läßt für seine Freunde". Eine größere Liebe kann keiner haben, einen größeren Dienst kann keiner dem Leben tun. Diese unbedingte und unwiderrufliche Verbindung mit dem Leben hat Gott durch die Auferweckung Jesu von den Toten bestätigt. Nachfolge Jesu führt deshalb unweigerlich hinein in die Verbindung mit dem Leben[212] beziehungslos gewordener Menschen: Die Krise, in der aufgedeckt wird, daß ein Leben ohne Lebensbeziehung ein Todesstadium bedeutet, bedarf der Zuwendung von Menschen, damit am Ende doch das Leben gefunden werden kann[213].

---

[212] Das gilt auch für das Erkennen der Wahrheit dessen, was uns für die Zukunft angesagt ist: wir können sie nicht haben, ohne uns auf die Zukunft einzulassen. Wer anderes will, bringt sich um Zukunft. Vgl. auch H. Gollwitzer, Ich frage nach dem Sinn des Lebens, aaO, 74f: „Die Sinnfrage wird uns in allen ihren Formen – warum Übel, warum Leid, Tod usw. – nicht einfach vom Evangelium beantwortet, sondern die Antwort wird uns erst verheißen ... Daß der traditionelle Marxismus behauptet, diese Fragen würden alle gelöst, absterben, das finde ich eine der problematischsten Seiten des Marxismus."

[213] Thomas Bernhard spricht in seinem Buch „Der Atem" (Wien 1978) davon, daß er – und nun positiv gewendet – mit der Auflehnung gegen seine Krankheit und Ärzte „sich das Leben *genommen*" habe, das ihm dahinzuschwinden drohte. Daß wir uns das Leben wirklich nehmen, das uns zugedacht ist, ist in diesem Sinn unsere gemeinsame Aufgabe, die der anderen, uns die Erde untertan zu machen, in nichts nachsteht.

Nachwort

Seit meiner ersten Begegnung mit dem Verfasser dieses Buches 1973 hat uns die Frage nicht losgelassen, was der Suizidant eigentlich meint, wenn er aus dem Leben gehen beziehungsweise den Tod wählen will. Bei meinen jetzt über zehn Jahre gehenden Erfahrungen mit Suizidgefährdeten, besonders mit solchen, die einen oder mehrere Suizidversuche überlebt haben, haben mich nämlich zwei Erkenntnisse besonders beeindruckt. Die erste ist die, daß Suizidanten in der Regel trotz der bewußten und ernsthaft gemeinten Absicht, sich umzubringen, unbewußt etwas anstreben, das mit Tod im Sinne von Ende des Lebens oder Übergang in eine andere Existenzform wenig zu tun hat. Das geht unter anderem daraus hervor, daß Suizidanten fast übereinstimmend erklären, die Vorstellung vom Totsein durch Suizid sei durchaus anders als die Vorstellung vom Totsein durch Sterben. Die zweite Erkenntnis besagt, daß Suizidimpulse bei näherem Hinsehen fast ausnahmslos etwas mit anderen Menschen zu tun haben, nämlich mit kränkenden Enttäuschungen an nahestehenden Personen, auch wenn die Kränkung erst voll verständlich wird, wenn man berücksichtigt, daß eine viel frühere, nicht verarbeitete kränkende Erfahrung in der zur Suizidhandlung führenden Situation neu belebt wird.

Jörns gibt auf die damit verbundenen Fragen eine überzeugende Antwort: Offenbar sind die Begriffe „Leben“ und „Tod“ zu abstrakt für das, worum es im Erleben des Suizidanten geht. Schlimmer noch, sie sind nominalistische Fallen, die unser Denken in falsche Alternativen locken. Wie fatal solch falsche Alternativen sich auswirken, zeigt sich in der Praxis der Suizidverhütung: Es gibt kaum etwas Gefährlicheres, als den Suizidanten lediglich am Sterben hindern zu wollen; kaum minder gefährlich ist es, unter Hinweis auf Motive wie Appell oder gar Erpressung zu verkennen, daß er tatsächlich die bewußte Absicht hegt, aus dem Leben zu gehen.

Jörns macht aber nicht nur auf die Sackgasse aufmerksam, er hat in diesem Buch auch den Weg aus der Sackgasse heraus gewiesen. Es ist der Weg einer Anthropologie, die die Polarisierung einer Logik, wie wir sie in der Alternative Leben – Tod vorfinden, relativiert. Der Verfasser, Theologe und Literat, findet sie in der Theologie, aber auch in Weisheit, Philosophie und Dichtung. Die dort herrschende Anthropologie kennt ein Denken, „das die Logik nicht hinter sich zurückläßt, sondern zum Lebendigen hin übersteigt“ (S. 287), ein Denken übrigens, das auch dem Psychoanalytiker aus der Logik des Unbewußten mit seiner Zeitlosigkeit, seiner Mißachtung der Realität und seinen nicht aufgelösten Widersprüchen geläufig ist.

Überzeugend für mich interpretiert Jörns die derzeitigen Suizidtheorien unter diesem anthropologischen Aspekt. Tatsächlich drücken die mir bekannten Suizidanten ihren Wunsch, sich das Leben zu nehmen, in Bildern aus, die entweder mit dem Wunsch „nur weg von hier" oder dem Wunsch „anders sein zu wollen" als bisher zutreffend umschrieben sind. Die Bedeutung des anderen Menschen für die Auslösung von Suizidimpulsen verdeutlicht sich in Jörns Thesen zur biblischen Anthropologie: Leben heißt Kommunizieren – Suizidalität ist der Prozeß scheiternden Kommunizierens. Die unbewußten Zielvorstellungen des Suizidanten und ihre Beziehung zum Anderen präzisiert Jörns in dem Satz: „Die suizidale Dynamik ist letztlich auf Lebensbeziehungen aus, die es den Menschen erlauben, leben und sterben zu können" (S. 27). Eine Fülle von bestätigenden Äußerungen meiner Patienten könnte ich dazu bringen.

Die Lektüre des Buches hat mein Verständnis suizidaler Menschen um eine neue Dimension bereichert. Die Leidenschaft des Verfassers für den Menschen und sein Leben hat micht gepackt, sein Mut, mit dem er Konsequenzen für die Öffentlichkeit, die Kirche und für sich selbst zieht, war ansteckend. Ich bin überzeugt, daß sich das bei vielen Lesern wiederholen wird.

Ulm, den 14. Juni 1978

Heinz Henseler

Literaturverzeichnis

K. Abraham, Versuch einer Entwicklungsgeschichte der Libido, Wien 1924.
A. Adler, Der Sinn des Lebens, = Fischer Taschenbuch 6179, Frankfurt/Main [4]1976.
Th. W. Adorno, Negative Dialektik, Frankfurt/M. 1970.
J. Améry, Hand an sich legen. Diskurs über den Freitod, Stuttgart 1977.
G. Ammon, Zur Genese und Struktur psychosomatischer Syndrome unter Berücksichtigung psychoanalytischer Technik, in: Dynamische Psychiatrie 5 (1972), 223–251.
ders., Dynamische Psychiatrie, Darmstadt und Neuwied 1973.
ders., Zur Psychodynamik des Suizidgeschehens, in: Dynamische Psychiatrie 7 (1974), 1ff.
I. Bachmann, Gedichte, Erzählungen, Hörspiele, Essays, München 1964.
K. Barth, Kirchliche Dogmatik III, 4, Zollikon-Zürich [2]1957.
G. Bateson, D. Jackson u. a., Schizophrenie und Familie, Frankfurt/M. 1972.
Th. Bernhard, Der Atem, Wien 1978.
W. Bertram, Methodische Probleme der testpsychologischen Abschätzung des Selbstmordrisikos, in: Suicidprophylaxe. Theorie und Praxis 3 (1976), 96ff.
B. Bettelheim, Kinder brauchen Märchen, Stuttgart 1977.
E. Bloch, Spuren, GA Bd. 1, Neue, erweiterte Auflage, Frankfurt/M. 1969.
ders., Experimentum Mundi. Frage, Kategorien des Herausbringens, Praxis, GA Bd. 15, Frankfurt/M. 1975.
F. Böcker, Suizide und Suizidversuche in der Großstadt, dargestellt am Beispiel der Stadt Köln, Stuttgart 1973.
J. Bojanowsky, Konzepte der psychischen Krankheit, in: Medizin – Mensch – Gesellschaft 2 (1977), 224ff.
D. Bonhoeffer, Ethik, München [7]1966.
Chr. Braun, Selbstmord. Soziologie – Sozialpsychologie – Psychologie, = Das wissenschaftliche Taschenbuch. Abt. Soziologie. Goldmann, München 1971.
Der Bundesminister für Jugend, Familie und Gesundheit, Daten des Gesundheitswesens – Ausgabe 1977 –, Bonn-Bad Godesberg 1977.
E. Canetti, Alle vergeudete Verehrung. Aufzeichnungen 1949–1960, München 1970.
R. C. Cohn, Von der Psychoanalyse zur themenzentrierten Interaktion. Von der Behandlung einzelner zu einer Pädagogik für alle, = Konzepte der Humanwissenschaften, Stuttgart 1975.
F. Dubitscher, Lebensschwierigkeiten und Selbsttötung. Beratung und Vorbeugung, Stuttgart 1971.
É. Durkheim, Der Selbstmord. Mit einer Einleitung von K. Dörner und einem Nachwort von R. König, Neuwied und Berlin 1973.
R. v. Eckartsberg, Die Krise der Lebensmitte, in: N. Petrilowitsch (Hrsg.), Die Sinnfrage in der Psychotherapie, Darmstadt 1972, 483ff.
U. Eibach, Krankenhaus und Menschenwürde, in: Wissenschaft und Praxis in Kirche und Gesellschaft 66 (1977), 330ff.
W. Feuerlein, Selbstmordversuch oder parasuicidale Handlung? in: Der Nervenarzt 42 (1971), 127–130.
ders., Sucht und Selbstmordhandlungen. Situation – psychopathologische Gemeinsamkeiten, in: E. Ringel u. a., Sucht und Suizid, Freiburg i. Br. 1976, 22ff.
V. E. Frankl, Aphoristische Bemerkungen zur Sinnproblematik, in: N. Petrilowitsch (Hrsg.), Die Sinnfrage in der Psychotherapie, Darmstadt 1972, 412–430.

ders., Der Wille zum Sinn. Ausgewählte Vorträge über Logotherapie. Mit einem Beitrag von E. S. Lukas, Bern-Stuttgart-Wien 1972.

ders., Ärztliche Seelsorge. Grundlagen der Logotherapie und Existenzanalyse, München [8]1975.

ders., Anthropologische Grundlagen der Psychotherapie, Bern-Stuttgart-Wien 1975.

S. Freud, Der Witz und seine Beziehung zum Unbewußten, GW VI, 1–285.

ders., Zur Einleitung der Selbstmorddiskussion. Schlußwort der Selbstmorddiskussion, GW VIII, 61–64.

ders., Zur Einführung des Narzißmus, GW X, 137–170.

ders., Trauer und Melancholie, GW X, 427–446.

H.-G. Gadamer, Wahrheit und Methode. Grundzüge einer philosophischen Hermeneutik, Tübingen [2]1965.

H. Gollwitzer, Krummes Holz – aufrechter Gang. Zur Frage nach dem Sinn des Lebens, München [4]1971.

ders., Ich frage nach dem Sinn des Lebens, = Kaiser Traktate 11, München 1974.

B. Grom/J. Schmidt, Auf der Suche nach dem Sinn des Lebens, = Herderbücherei 519, Freiburg i. Br. 1975.

F. Hammer, Selbsttötung philosophisch gesehen, Düsseldorf 1975.

H. Harsch, Theorie und Praxis des beratenden Gesprächs, München 1973.

M. Heinrich, Angebote der Beratung und Hilfe für Selbstmordgefährdete, in: Caritas 79 (1978), 139ff.

W. Heisenberg, Der Teil und das Ganze. Gespräche im Umkreis der Atomphysik, München 1971.

H. Henseler, Narzißtische Krisen/Zur Psychodynamik des Selbstmords, = rororo studium 58, Reinbek 1974.

ders., Theorien zur Psychodynamik der Suizidalität, in: Wege zum Menschen 26 (1974), 196ff.

ders., Die Interaktionsbeobachtung als diagnostische und therapeutische Chance bei Suizidgefährdeten, in: E. Ringel u. a., Sucht und Suizid, aaO., 61 ff.

ders., Die Bedeutung von narzißtischen Kränkungen für die Entstehung der Suizidalität, in: Suizid und Suizidversuch, = Caritas 79 (1978), 117–121.

F. Hölderlin, Werke/Briefe/Dokumente. Nach dem Text der von F. Beißner besorgten Kleinen Stuttgarter Hölderlin-Ausgabe. Ausgewählt sowie mit einem Nachwort und Erläuterungen versehen von Pierre Bertaux, München 1969.

(ders.) F. Hölderlin, Chronik seines Lebens mit ausgewählten Bildnissen. Hrsg. v. A. Beck, = insel taschenbuch 83, Frankfurt/M. 1975.

G. Hole, Suizidalität und Selbstwertverlust im Erleben depressiver Patienten, in: Zeitschrift für Psychotherapie und medizinische Psychologie 23 (1973), 233–238.

G. Howe, Mensch und Physik, Witten und Berlin 1963.

G. Jappe, Über Wort und Sprache in der Psychoanalyse, Frankfurt/M. 1971.

K.-P. Jörns, Theologisch-anthropologische Marginalien zur Selbstmordproblematik, in: Wege zum Menschen 26 (1974), 220–232.

ders., Zur Frage nach dem Sinn des Lebens im Zusammenhang mit der Selbstmordverhütung, in: Evangelische Theologie 35 (1975), 46–60.

ders., Unerträgliches Leiden. Aspekte des Selbstmordproblems, in: Evangelische Kommentare 8 (1975), 752ff.

ders., Die Abschätzung der Suizidalität in praktisch-theologischer Sicht, in: Suizidprophylaxe. Theorie und Praxis 3 (1976), 145–159.

ders., Suizidalität – als Gegenstand des Gesprächs von Praktischer Theologie und Humanwissenschaften, in: Wissenschaft und Praxis in Kirche und Gesellschaft 66 (1977), 357–370.

ders., Suizidhandlungen in theologischer Sicht, in: Caritas 79 (1978), 129–134.

E. Jüngel, Tod, Stuttgart-Berlin 1974.

F. Kafka, Sämtliche Erzählungen. Hrsg. Paul Raabe, Frankfurt/M. 1972.
G. Kehrer, Die Abschätzung der Suizidalität aus soziologischer Sicht, in: Suicidprophylaxe. Theorie und Praxis 3 (1976), 132ff.
H. Keupp, Der Krankheitsmythos in der Psychopathologie, = Fortschritte der klinischen Psychologie 2, München-Berlin-Wien 1972.
H. Kohut, Narzißmus. Eine Theorie der psychoanalytischen Behandlung narzißtischer Persönlichkeitsstörungen, Frankfurt/M. 1975.
L. Kolakowski, Dankesrede aus Anlaß der Verleihung des Friedenspreises des Deutschen Buchhandels, in: Süddeutsche Zeitung Nr. 239 vom 17. 10. 1977, S. 29.
G. Krause, Luthers Stellung zum Selbstmord. Ein Kapitel seiner Lehre und Praxis der Seelsorge, in: Luther. Zeitschrift der Luther-Gesellschaft, 36. Jg. 1965, Heft 2, 50ff.
Ph. Lersch, Wesen und Bedeutung der Antriebserlebnisse, in: H. Thomae (Hrsg.), Die Motivation menschlichen Handelns, = Neue Wissenschaftliche Bibliothek 4, Köln-Berlin 1971, 59f.
Th. Lidz, Familie und psychosoziale Entwicklung, Frankfurt/M. 1971.
Chr. Link, Die Erfahrung der Welt als Schöpfung, in: M. v. Rad (Hrsg.), Anthropologie als Thema von psychosomatischer Medizin und Theologie, = Urban-Taschenbücher, T-Reihe 607, Stuttgart-Berlin-Köln-Mainz 1974, 73ff.
K. Lorenz, Die acht Todsünden der zivilisierten Menschheit, = Serie Piper 50, München 1973.
M. Lüthi, Es war einmal ... Vom Wesen des Volksmärchens, Göttingen [5]1977.
ders., Märchen, Stuttgart [6]1976.
ders., Das Volksmärchen als Dichtung, Ästhetik und Anthropologie, Düsseldorf/Köln 1975.
ders., So leben sie noch heute. Betrachtungen zum Volksmärchen, Göttingen [2]1976.
C. P. Malchow, Öffentliche und familiäre Erziehung, in: G. Sommer/H. Ernst, Gemeindepsychologie, = Fortschritte der klinischen Psychologie 11, München-Wien-Baltimore 1977, 149ff.
G. H. Mead, Philosophie der Sozialität. Einleitung von H. Kellner, = Theorie 1, Frankfurt/M. 1969.
J. E. Meyer, Tod und Neurose, = Kl. Vandenhoeck-Reihe 374 S, Göttingen 1973.
A. Mitscherlich, Der Kampf um die Erinnerung, München-Zürich 1975.
J. Moltmann, Mensch, Stuttgart 1971.
ders., Kirche in der Kraft des Geistes, München 1975.
T. Moser, Gottesvergiftung, Frankfurt/M. 1976.
A. M. K. Müller, Die präparierte Zeit. Der Mensch in der Krise seiner eigenen Zielsetzungen. Geleitwort H. Gollwitzer. Einführung W. Häfele, Stuttgart 1972.
K. Oettinger, „Eine Krankheit zum Tode." Zum Skandal um Werthers Selbstmord, in: Der Deutschunterricht 28 (1976), 2, 55ff.
W. Pannenberg, Was ist der Mensch? = Kl. Vandenhoeck-Reihe 139/140, Göttingen [2]1964.
G. Patzig, Die deutsche Sprache im 20. Jahrhundert, Göttingen [2]1969.
H. Pohlmeier, Depression und Selbstmord. Eine kritische Information, München 1971.
ders., Die Angst vor Sucht- und Suizidpatienten, in: E. Ringel u. a., Sucht und Suizid, Freiburg i. Br. 1976, 54ff.
ders. (Hrsg.), Selbstmordverhütung. Anmaßung oder Verpflichtung. Mit Beiträgen von J. Améry, G. Wohmann, H. Pohlmeier, K.-P. Jörns, R. Welz, C. Roxin, E. Ringel, G. Sonneck, A. Reiner und W. Kottusch, Bonn 1978.
M. v. Rad, Krankheit als psychosomatisches Problem, in: M. v. Rad, Anthropologie als Thema von psychosomatischer Medizin und Theologie, = Urban-Taschenbücher 607, T-Reihe, Stuttgart-Berlin-Köln-Mainz 1974, 9ff.
K. Raiser, Identität und Sozialität. George Herbert Meads Theorie der Interaktion und

ihre Bedeutung für die theologische Anthropologie, = Gesellschaft und Theologie, Abt.: Sozialwissenschaftliche Analysen 4, München/Mainz 1971.
A. Reiner, Ich sehe keinen Ausweg mehr, = Gesellschaft und Theologie, Abt. Praxis der Kirche 17, München/Mainz [2]1976.
ders., Das theologische Problem von Selbstmord und Selbstmordverhütung, in: H. Pohlmeier (Hrsg.), Selbstmordverhütung, aaO., 123ff.
H. E. Richter, Eltern, Kind, Neurose, Reinbek 1969.
ders., Patient Familie, Reinbek 1970.
ders., Flüchten oder Standhalten, Reinbek 1976.
R. Riess, Die Krisen des Lebens und die Kasualien der Kirche, in: Evangelische Theologie 35 (1975), 71ff.
E. Ringel, Der Selbstmord; Abschluß einer krankhaften Entwicklung, Wien/Düsseldorf 1953.
ders., Neue Untersuchungen zum Selbstmordproblem, Wien 1961.
ders., Über Selbstmordversuche von Jugendlichen, in: Ch. Zwingmann (Hrsg.), Selbstvernichtung, Frankfurt/M. 1965.
ders., Selbstmordverhütung, Bern-Stuttgart-Wien 1969.
ders., Selbstmord – Appell an die anderen, München-Mainz 1974.
ders. (Hrsg.), Sucht und Suizid, Freiburg i. Br. 1976.
ders., Der „Wiener Weg“ als Modell der Selbstmordverhütung, in: Caritas 79 (1978), 144ff.
H. Rolfes, Der Sinn des Lebens im marxistischen Denken. Eine kritische Darstellung. Mit einem Vorwort von J. B. Metz, Düsseldorf 1971.
H. Rost, Bibliographie des Selbstmords, Augsburg 1927.
V. Satir, Selbstwert und Kommunikation. Familientherapie für Berater und zur Selbsthilfe, = Leben lernen 18, München 1975.
A. Sborowitz/E. Michel, Der leidende Mensch. Personale Psychotherapie in anthropologischer Sicht, = Wege der Forschung X, Darmstadt 1974.
A. Schmidtke, Möglichkeiten psychometrischer Verfahren bei der Abschätzung suizidalen Verhaltens Jugendlicher, in: Suicidprophylaxe. Theorie und Praxis 3 (1976), 108ff.
B. Schmidtobreick, Suizid und Suizidversuche bei Suchtkranken, in: E. Ringel u. a., Sucht und Suizid, aaO., 37ff.
H. Schröer, Das Problem der Vermittlung von Tradition und religiöser Erfahrung im Erzählvorgang, in: Evangelische Theologie 38 (1978), 113ff.
W. Schulte, Glaube und Unglaube des Depressiven, in: Evangelische Theologie 11 (1951/52), 172–187.
ders., Psychotherapeutische Bemühungen bei der Melancholie, in: N. Petrilowitsch (Hrsg.), Die Sinnfrage in der Psychotherapie, aaO., 294–314.
D. Sölle, Christus oder Prometheus. Eine Auseinandersetzung mit Helmut Gollwitzer, in: Merkur 26 (1972), 701–709.
dies., Leiden, Stuttgart-Berlin 1973.
dies., Die Hinreise. Zur religiösen Erfahrung. Texte und Überlegungen, Stuttgart [2]1975.
G. Sonneck, Aufgaben und Arbeitsweisen der Beratungs- und Hilfsstellen, in: Caritas 79 (1978), 142ff.
E. Sperling, Das therapeutische Gespräch mit Suizidalen, in: Der Nervenarzt 43 (1972), 409–411.
R. Spitz, Die Urhöhle: Zur Genese der Wahrnehmung und ihrer Rolle in der psychoanalytischen Theorie, in: Psyche 9 (1955), 641–667.
E. Stengel, Selbstmord und Selbstmordversuch, Frankfurt/M. 1969.
W. Sternheim, Leiden lernen, in: H. J. Schultz (Hrsg.), Was der Mensch braucht. Anregungen für eine neue Kunst zu leben, Stuttgart 1977.
D. K. Switzer (u. a.), Krisenberatung in der Seelsorge. Situationen und Methoden, = Gesellschaft und Theologie, Abt.: Praxis der Kirche 19, München-Mainz 1975.

N. Tétaz, Du darfst leben. Der Selbstmord – seine Erklärung – seine Überwindung, Zürich 1970.
E. Thurneysen, Praktische Seelsorge, = Siebenstern-Buch 148, Hamburg 1970.
P. Tillich, Die Last der Religion, in: In der Tiefe ist Wahrheit. Religiöse Reden, Stuttgart 1952.
H. Völkel, Klinische Psychotherapie bei Depressionen, in: N. Petrilowitsch (Hrsg.), Die Sinnfrage in der Psychotherapie, Darmstadt 1972, 315ff.
R. Wagner, Beginn und Aufstieg der Kybernetik, in: O. W. Haseloff (Hrsg.), Grundfragen der Kybernetik, Berlin 1967, 14ff.
K. Weis, Der Eigennutz des Sisyphos – Zur Soziologie der Selbstmordverhütung, in: A. Eser – P. Bringewat (Hrsg.), Suizid und Euthanasie als human- und sozialwissenschaftliches Problem, Stuttgart 1976, 180ff.
C. F. v. Weizsäcker, Die Einheit der Natur. Studien, München ²1971.
ders., Der Garten des Menschlichen. Beiträge zur geschichtlichen Anthropologie, München 1977.
V. v. Weizsäcker, Der Begriff der allgemeinen Medizin, Einführung in die Schriftenreihe: Beiträge aus der allgemeinen Medizin, Heft 1, Stuttgart 1947.
ders., Der Gestaltkreis, = suhrkamp taschenbuch wissen 18, Frankfurt/M. 1973.
D. Wellershoff, Der Gleichgültige. Versuche über Hemingway, Camus, Benn und Beckett, = pocket 57, Köln 1975.
H. W. Wolff, Anthropologie des Alten Testaments, München 1973.